荣 获

◎ 第七届统战系统出版社优秀图书奖

◎ 入选原国家新闻出版广电总局、全国老龄工作委员会
办公室首届向全国老年人推荐优秀出版物名单

◎ 入选全国图书馆 2013 年度好书推选名单

◎ 入选农家书屋重点出版物推荐目录（2015年、2016年）

名医与您谈疾病丛书

抑郁症
（第三版）

学术顾问◎钟南山　陈灏珠　郭应禄　王陇德
　　　　　葛均波　张雁灵　陆林

总　主　编◎吴少祯

执行总主编◎夏术阶　李广智

顾　　　问◎陆林　张明园　徐声汉　江开达

名誉主编◎王祖承　徐一峰　谢斌　陈圣祺

主　　　编◎李广智

中国健康传媒集团
中国医药科技出版社

内 容 提 要

　　本书为再版修订，重点介绍了抑郁症的常识、病因、症状、诊断与鉴别诊断、治疗以及预防保健。全书内容系统、详尽、实用、深入浅出，可供临床医生、心理从业人员以及抑郁症患者和家属阅读参考。

图书在版编目（CIP）数据

　　抑郁症 / 李广智主编 . —3 版 . —北京：中国医药科技出版社，2021.1
（名医与您谈疾病丛书）
　　ISBN 978-7-5214-2053-1

　　Ⅰ.①抑… 　Ⅱ.①李… 　Ⅲ.①抑郁症 – 防治 – 问题解答 　Ⅳ.① R749.4-44

　　中国版本图书馆 CIP 数据核字（2020）第 192411 号

美术编辑　陈君杞
版式设计　南博文化

出版　**中国健康传媒集团** | 中国医药科技出版社
地址　北京市海淀区文慧园北路甲 22 号
邮编　100082
电话　发行：010-62227427　邮购：010-62236938
网址　www.cmstp.com
规格　710×1000mm $^1/_{16}$
印张　12 $^1/_2$
字数　176 千字
初版　2009 年 4 月第 1 版
版次　2021 年 1 月第 3 版
印次　2021 年 9 月第 2 次印刷
印刷　北京市密东印刷有限公司
经销　全国各地新华书店
书号　ISBN 978-7-5214-2053-1
定价　**38.00 元**

获取新书信息、投稿、为图书纠错，请扫码联系我们。

《名医与您谈疾病丛书》

编委会

出版者的话

党的十八大以来，以习近平同志为核心的党中央把"健康中国"上升为国家战略。十九大报告明确提出"实施健康中国战略"，把人民健康放在优先发展的战略地位，并连续出台了多个文件和方案，《"健康中国2030"规划纲要》中就明确提出，要加大健康教育力度，普及健康科学知识，提高全民健康素养。而提高全民健康素养，有效防治疾病，有赖于知识先导策略，《名医与您谈疾病丛书》的再版，顺应时代潮流，切合民众需求，是响应和践行国家健康发展战略——普及健康科普知识的一次有益尝试，也是健康事业发展中社会治理"大处方"中的一张有效"小处方"。

本次出版是丛书的第三版，丛书前两版出版后，受到广大读者的热烈欢迎，并获得多项省部级奖项。随着新技术的不断发展，许多观念也在不断更新，丛书有必要与时俱进地更新完善。本次修订，精选了44种常见慢性病（有些属于新增病种），病种涉及神经系统疾病、呼吸系统疾病、消化系统疾病、心血管系统疾病、内分泌系统疾病、泌尿系统疾病、皮肤病、风湿类疾病、口腔疾病、精神心理疾病、妇科疾病和男科疾病等，分别从疾病常识、病因、症状表现、诊断与鉴别诊断、治疗和预防保健等方面，进行全方位的解读；写作形式上采用老百姓最喜欢的问答形式，活泼轻松，直击老百姓最关心的健康问题，全面关注患者的需求和疑问；既适用于患者及其家属全面了解疾病，也可供医务工作者向患者介绍病情和相关防治措施。

本丛书的编者队伍专业权威，主编都长期活跃在临床一线，其中不乏学科带头人等重量级名家担任主编，七位医学院士及专家（钟南山、陈灏珠、郭应禄、王陇德、葛均波、陆林、张雁灵）担任丛书的学术顾问，确保丛书内容的权威性、专业性和前沿性。本丛书的出版不仅是全体患者的福音，更是推动健康教育事业的有力举措。

本丛书立足于对疾病和健康知识的宣传、普及和推广工作，目的是使老百姓全面了解和掌握预防疾病、科学生活的相关知识和技能，希望丛书的出版对于提升全民健康素养，有效防治疾病，起到积极的推动作用。

中国医药科技出版社

2020年6月

序

2020年10月10日"世界精神卫生日",北京大学第六医院等共同发起"抑郁症患者关爱计划"宣传活动。专家指出:精神疾病是全球范围内不容忽视的公共卫生问题,在全球范围内给各个国家带来了严重的健康问题和经济负担。

当前我国对抑郁症的诊断、治疗、康复存在一定的局限,社会公众对于精神心理疾病普遍认识不足,多存有病耻感,很多患者不愿意主动就医。中国科学院院士、北京大学第六医院院长陆林院士介绍,受社会文化和社会服务能力因素的制约,很多抑郁症患者得不到有效的救助。据统计,我国目前只有30%左右的抑郁症得到了及时的治疗。

循证医学证实,抑郁症患者在接受药物治疗后,50%以上的患者可以痊愈,且终身不复发,70%~80%的抑郁症患者经过治疗后可以得到有效缓解。我们需要从整个社会层面提高公众的疾病认知,消除患者的病耻感,以达到及时救治、减少抑郁症造成的社会和家庭负担的目的。

我国政府近年来大力支持抑郁症的防治诊疗工作,目前已取得了喜人的成果。未来我国的抑郁症防治将有两个方向:一方面,要加强公众科普教育,让人民群众意识到抑郁症可防可治,消除疾病的病耻感,提高整个社会对抑郁症的认知,让更多的患者愿意接受治疗。另一方面,医疗体系建设也至关重要,在医院和医生层面提高诊疗水平,培养更多的专业人才;企业层面加速创新治疗方案的研发,双管齐下才能够使我国的精神卫生事业得到长足的进步和发展。

　　为此，专家达成共识：解决抑郁症防治难题，必须科普与体系建设"比翼齐飞"。

　　《健康中国行动（2019~2030）》关于"心理健康促进行动"指出：正确认识抑郁、焦虑等常见情绪问题。出现心情压抑、愉悦感缺乏、兴趣丧失，伴有精力下降、食欲下降、睡眠障碍、自我评价下降、对未来感到悲观失望等表现，甚至有自伤、自杀的念头或行为，持续存在2周以上，可能患有抑郁障碍，可通过自我调适或心理咨询予以缓解和消除，不用过分担心。抑郁障碍、焦虑障碍可以通过药物、心理干预或两者相结合的方式治疗。

　　2020年抑郁症的防治理论得到了长足发展。在抑郁症患病率逐渐升高的社会背景下，本书编委会的专家根据最新理念对本书内容进行修订，从基础到临床、从症状到治疗介绍了抑郁症的最新防治知识。撰写本书的作者，均为在临床上有丰富经验、在理论上有很深造诣的医师，不乏上海乃至全国新一代的有名望的专家。本书主编李广智先生，为精神科执业医师、上海市优秀科普作家、上海市大众科普奖提名奖获得者，既有丰富的理论和临床知识，也有丰富的著书和编纂经验。

　　本书不仅有助于患者和家属了解抑郁症最常见的症状、发病原因、诊断和鉴别诊断、治疗、预防保健等知识，也适用于广大精神科或全科医生和护理人员查阅和参考。

中国心理卫生协会名誉理事长、主任医师、教授　王祖承
上海市精神卫生中心院长、主任医师、教授　徐一峰
上海市疾病预防控制精神卫生分中心主任、主任医师、教授　谢　斌
上海市杨浦区精神卫生中心前院长、主任医师　陈圣祺
2020年10月10日世界精神卫生日

再版前言

　　相关调查显示，2020年，抑郁、焦虑正在全球肆虐！据2020年5月14日联合国发布的关于《2019冠状病毒病（COVID-19）和精神卫生问题的政策简报》称："大流行疫情对民众精神卫生的影响已经令人非常担忧""伴随社会隔离、对疾病传播的恐惧以及家人的亡故，收入和就业损失导致的焦虑，使局势更趋严重。"

　　特定人群特别易于产生与COVID-19相关的心理困扰。面对繁重工作、生死抉择和感染风险的一线卫生保健工作者首当其冲。疫情大流行期间，中国医护人员报告的抑郁症（50%）、焦虑症（45%）和失眠症（34%）的发病率很高，在加拿大，47%的卫生保健工作者报告需要心理支持。

　　儿童和青少年也面临风险。意大利和西班牙的父母报告说，他们的子女往往注意力不集中、易怒、焦躁和紧张。居家隔离措施加剧了儿童目睹或遭受暴力和虐待的风险。残疾儿童、拥挤环境中的儿童以及在街头流浪和做工的儿童尤其脆弱。面临特殊风险的其他群体是妇女，特别是那些需要在家中兼顾子女学业、自身工作和各种家务的妇女，以及老年人和本已存在精神卫生状况的人。一项针对有精神卫生需要的英国年轻人的研究报告显示，32%的人认为，大流行疫情导致他们的精神健康每况愈下。我国抑郁症患者数量逐年增加，抑郁症导致的自杀消息也不绝于耳。而我国抑郁症的识别率小于50%，诊断率不足20%，治疗率则低于8%。但是可以欣慰的是，抑郁症是可防可治的！因此，如何有效提高医务工作者、公众对

1

于本病的了解，减少患者及其家庭成员的病耻，使更多的患者得到及时的识别、治疗，既是必要的，也是可行的。

为此，早在2009年，中国心理卫生协会、上海市心理卫生学会、上海市精神卫生中心组织上海交通大学医学院、复旦大学医学院、上海同济大学医学院等精神卫生、心理卫生的专家编写了《名医与您谈疾病丛书·抑郁症》这册科普读物。该书一出版，就受到社会各界及广大读者的厚爱。在2009年"上海国际健康生活博览会"上，举办了新书发布会和专家讲座，反响强烈、听众如云。近年上海市心理卫生学会、上海市精神卫生临床质量控制中心等机构举办了许多学术和科普报告会，举办方推荐该书，并常常将该书作为馈赠佳品。在新闻出版总署选定的《2010~2011年农家书屋重点出版物》中，本书荣幸入围。

2013年，第二版《抑郁症》又入选"全国图书馆2013年度好书推选"名单，及国家新闻出版广电总局、全国老龄工作委员会办公室联合评选的"首届向全国老年人推荐优秀出版物"名单。

2020年，抑郁症的防治理论得到了长足的发展。为了与时俱进，本书编委会的专家根据最新理念更新了内容。书中针对患者提得最多的问题，采用问答形式，尽可能深入浅出地解答。本书不仅有助于患者和家属了解抑郁症的最常见的症状、发病原因、诊断与鉴别诊断、治疗、康复和自我保健等方面知识，也适用于广大精神科或全科医生和护理人员查阅和参考。

感谢中国心理卫生协会专家对本书的指导、审阅，并将本书列为全国科普宣传指定读本。感谢著名精神医学专家王祖承、徐一峰、谢斌和陈圣祺等教授指导。感谢每一位参与的编写者。

本书的出版，得到中国医药科技出版社的大力支持，特表衷心感谢。

李广智

2020年10月10日精神卫生日

目录

常识篇

病 因 篇

症状篇

诊断与鉴别诊断篇

治 疗 篇

预防保健篇

常识篇

- ◆ 什么是抑郁？
- ◆ 什么是抑郁发作？
- ◆ 什么是抑郁障碍？
- ◆ 什么是恶劣心境？
- ◆ 什么是心境障碍？
- ◆ ……

什么是抑郁？

"抑郁"（depression）一词来源于拉丁语deprimere，意思是"下压""低沉"。抑郁是一种情绪状态，主要表现为情绪显著下降，非常悲伤、忧虑，感到自己没有什么价值（自我评价低），自己责备自己（自责自罪），不愿与人交往，对平时感到愉快的活动没有兴趣或失去愉快感。常伴有失眠，尤其是早醒。

抑郁虽然是情绪低落，但有时也是一种正常情绪。

情绪是人与生俱来的，通常表现为正面情绪和负面情绪，比如快乐、兴奋、满足、喜爱、骄傲、积极等情绪都是正面情绪，悲哀、忧伤、恐惧、愤怒、厌恶、悔恨、羞耻、消极等情绪就是负面情绪。不管是正面情绪还是负面情绪，都是属于正常的情绪。人生不如意事十常八九，喜怒哀乐情绪波动都是再正常再自然不过的了，60%~70%的成年人在一生中会经历程度不同的抑郁情绪，但这不等于抑郁症。

什么是抑郁发作？

抑郁发作（depressive episode）是以心境低落为主，与其处境不相称。临床上是以心境低落、思维迟缓、认知功能损害、意志活动减退和躯体症状为主。患者表情苦闷，思维迟钝，联想缓慢，因而言语减少，语速缓慢，语音低沉或整日沉默不语，行动迟缓，常感力不从心。可以从闷闷不乐到悲痛欲绝，甚至自责自罪。严重者可出现幻觉、妄想等精神性症状，甚至发生木僵。某些病例也可出现焦虑或运动性激越。

什么是抑郁障碍？

抑郁障碍是最常见的精神障碍，是一类以情绪或心境低落为主要表现的疾病总称，伴有不同程度的认知和行为改变，可伴有精神病性症状，如幻觉、妄想等。部分患者存在自伤、自杀行为，甚至因此死亡。抑郁障碍单次发作至少持续2周，常会反复发作，每次发作大多数可以缓解，部分可有残留症状或转为慢性，可造成严重的社会功能损害。在整个临床相中，不应该出现符合躁狂、轻躁狂发作的临床表现，一旦出现，就应该诊断为双相情感障碍。值得注意的是，随访资料显示，相当一部分最初诊断为抑郁障碍的患者在日后随访中出现轻躁狂或躁狂发作，而修改诊断为双相情感障碍。对于这类抑郁发作，临床称为双相抑郁，多伴有以下特点：25岁前起病，不典型抑郁症状（进食、睡眠多、体重增加等），伴有精神病性症状，环形人格或精力旺盛型气质，双相障碍家族史阳性，以及抗抑郁药物治疗效果欠佳，等等。抑郁障碍所涵盖的范畴涉及较广，在不同的分类诊断体系中有所不同。《国际疾病分类（第10版）》（ICD-10）中抑郁障碍包括：抑郁发作、复发性抑郁症、持续性心境障碍、其他心境障碍、未特定的心境障碍。最新出版的《美国精神障碍诊断与统计手册（第5版）》（DSM-5）中抑郁障碍包括：破坏性心境失调障碍、抑郁症、持续性抑郁障碍、经前期烦躁障碍、物质/药物所致的抑郁障碍、由于其他躯体疾病所致的抑郁障碍、其他特定的抑郁障碍等亚型。

什么是恶劣心境？

恶劣心境（dysthymic disorder）指一种以持久的心境低落状态为主的轻度抑郁，从不出现躁狂。常伴有焦虑、躯体不适感和睡眠障碍。患者有求治要求，但无明显的精神运动性抑制或精神病性症状，生活不受严重影响。在ICD-10和DSM-5中，称为"dysthymia"，在我国CCMD-2-R中没有这一类型，而称之为"抑郁性神经症"，归入神经症中。但在CCMD-3中恶劣心境已列为心境障碍的一个亚型。

患者在大多数时间里，感到心情沉重、沮丧，看事物犹如戴一副墨镜一样，周围一片暗淡；对工作无兴趣、无热情、缺乏信心；对未来悲观失望，常感到精神不振、疲乏、能力降低等。抑郁程度加重时也会有轻生的念头。尽管如此，患者的工作、学习和社会功能无明显受损，常有自知力，自己知道心情不好，主动要求治疗。患者抑郁常持续2年以上，其间无长时间的完全缓解，如有缓解，一般不超过2个月。此类抑郁发作与生活事件和性格都有较大关系，也有人称为"神经症性抑郁"。焦虑情绪是常伴随的症状，也可有强迫症状出现。

躯体主诉也较常见。睡眠障碍以入睡困难、恶梦、睡眠较浅为特点，常伴有头痛、背痛、四肢痛等慢性疼痛症状，尚有自主神经功能失调症状，如胃部不适、腹泻或便秘等。但无明显早醒、昼夜节律改变及体重减轻等生物学方面改变的症状。

什么是心境障碍？

心境（mood）是指一种较弱而持续的情绪状态，它是一段时间内精神活动的基本背景。通常所说的情感障碍就是指心境障碍。心境障碍指由各种原因引起的以显著而持久的心境或情感改变为主要临床特征的一组疾病，主要表现为情感高涨或低落，伴有相应的认知和行为改变，可有幻觉、妄想等精神病性症状。多数患者有反复发作倾向，每次发作多可缓解，部分可有残留症状或转为慢性。心境障碍包括躁狂发作、抑郁发作和双相障碍，还包括环性心境障碍和恶劣心境两种持续性心境障碍。

抑郁症会转变为躁狂症吗？

在临床上，确有部分抑郁症患者在服用了抗抑郁药治疗期间，或在病情控制、抑郁症状消除后有躁狂发作，变成躁狂症。此时，医生将这些患者诊断为双相情感性精神障碍，也称躁狂抑郁症。但不是所有的抑郁症患者都会变为躁狂症，据国内外的最新资料统计，也不过在10%左右。在双相情感性精神障碍中60%~70%的躁狂发作是紧接在抑郁症的前后发生的。一直表现为抑郁发作称为单相抑郁发作；既有抑郁发作，又有躁狂发作，称为双相情感性精神障碍，简称双相障碍。

什么是双相障碍？

双相障碍，全称为双相情感性精神障碍，其临床特点是反复（至少2次）出现心境和活动水平明显紊乱的发作，有时表现为心境高涨、精力充沛和活动增加（躁狂或轻躁狂），有时表现为心境低落、精力减退和活动减少（抑郁），发作间期通常以完全缓解为特征。与其他心境障碍相比，本病在男、女性中的发病率较为接近。

混合性发作是双相障碍的亚型，指躁狂症状和抑郁症状在一次发作中同时出现，临床上较为少见。通常是在躁狂与抑郁快速转相时发生，例如一个躁狂发作的患者突然转为抑郁，几小时后又再复躁狂，使人得到"混合"的印象。患者既有躁狂，又有抑郁的表现，如一个活动明显增多、讲话滔滔不绝的患者，同时有严重的消极想法；又如有抑郁心境的患者可有言语和动作的增多。但这种混合状态一般持续时间较短，多数较快转入躁狂相或抑郁相。混合发作时临床上躁狂症状和抑郁症状均不典型，容易误诊为分裂性情感障碍或精神分裂症。

快速循环发作是指过去12个月中，至少有4次心境障碍发作，不管发作形式如何，但符合轻躁狂或躁狂发作、抑郁发作或混合性发作标准。

国内外抑郁障碍的发病情况如何？

虽然抑郁障碍的流行病学研究已有大量报道，但所报道的患病率和发病率数字相差甚远。专家分析，这可能是由于抑郁症诊断概念及分类上的意见分歧，特别是早期的研究未将单相抑郁症和双相障碍分开。

《沈渔邨精神病学》第6版（2018年5月版）报道：由于疾病定义、诊断标准、流行病学调查方法和调查工具的不同，全球不同国家和地区所报道的抑郁障碍患病率差异较大。一项由国际精神疾病流行病学联盟（ICPE）

进行的研究，采用WMH–CIDI（世界卫生组织复合式国际诊断访谈）调查了来自10个国家（美国、欧洲和亚洲）的37000名成人，发现大多数国家的终身患病率在8%~12%，但是不同国家或地区之间仍然存在显著差异，其中美国为16.9%，而日本仅为3%左右。据世界卫生组织（2012年）统计，全球约有3.5亿抑郁障碍患者，在17个国家进行的精神卫生健康调查中发现平均每20人就有1人曾患或目前患有抑郁障碍，抑郁障碍的年患病率为1.5%，终身患病率为3.1%，高达1/5的妇女在分娩后会出现产后抑郁症状。

1984美国国立卫生研究所（NIH）在流行病学责任区（ECA）进行的调查，发现抑郁症的终身患病率为4.9%，恶劣心境为3.3%（Regier，1988）。至1994年的另一项调查，抑郁症的终身患病率为17.1%，恶劣心境为6%，其中男性为12.7%，女性为21.3%（Kessler，1998）。

1993年世界卫生组织（WHO）的一项以15个城市为中心的全球性合作研究，调查综合医院就诊者中的心理障碍，发现患抑郁症和恶劣心境者达12.5%。在10个国家和地区（包括美国、加拿大、黎巴嫩、韩国、中国台湾等）的对38000个体的社区调查，发现这些国家和地区抑郁症的终身患病率相差悬殊，中国台湾仅为1.5%，而黎巴嫩高达19.0%；年发病率在中国台湾为0.8%，美国新泽西则为5.8%（Myra，1996）。

国内外对抑郁障碍的治疗情况如何？

1998年，世界精神卫生调查委员会（World Mental Health Survey Consortium，WMH）对焦虑障碍、心境障碍、冲动–控制障碍及药物依赖的年患病率、疾病严重度、功能损害程度和接受治疗情况等进行了调查。2004年报道了已完成14个国家和地区的15项调查结果，各国心境障碍的年患病率在0.8%~9.6%，其中美国最高，尼日利亚最低；我国北京、上海分别为2.5%和1.7%。调查还发现，各类精神疾病都有严重的功能缺损，而且很大比例的患者未接受治疗，尤其是发展中国家，即便发达国家——美国尚有33.1%的重度精神疾病患者未得到治疗，而在我国至少50%的患者未得到治疗。

近年我国的抑郁障碍发病情况如何？

2020年8月1日，由上海医学会精神卫生专业委员会主办的《心理健康导报》报道了一组数据：国内李献云等人的研究发现，北京综合医院患者抑郁障碍（采用DSM-Ⅳ诊断标准）的现患率为5.2%，年患病率为5.7%，终身患病率为8.2%，住院患者的患病率明显高于门诊患者。国内费立鹏等人对4省市进行的流行病学调查资料显示，心境障碍的月患病率为6.1%，其中抑郁症为2.06%，恶劣心境为2.03%，虽然病患率高，但治疗率不到10%。2013年的Meta分析资料显示中国大陆抑郁症的现患率为1.6%，年患病率为2.3%，终身患病率为3.3%。北京大学国家发展研究院2013年调查研究报告显示中国现有40%（约7400万）的老年人有程度较高的抑郁症状，与男性老年人相比，女性相对的心理健康状况更为糟糕，具有程度较高抑郁症状的比例高达47.6%。根据2014年《自然》杂志报道的全球抑郁症流行病学情况，中国的抑郁症患病率为3.02%。

抑郁障碍疾病在全球的负担如何？

世界卫生组织（WHO，1993）的全球疾病负担（GBD）的合作研究，分析了1990年并预测了2020年各国的疾病负担。发现1990年全球疾病负担的前5位排序为：下呼吸道感染、围产期疾病、腹泻、AIDS、抑郁症；而在15~44岁年龄组的前10位疾病中，有5项为神经精神疾病（抑郁症、自杀与自伤、双相障碍、精神分裂症和酒或药物依赖）。全球的神经精神疾病负担中抑郁症、自杀分别为17.3%、15.9%，高居榜首；抑郁症占伤残调整生命年（DALY）减少的4.2%、抑郁症和自杀占5.9%。提示抑郁症、自杀或自伤是精神障碍中导致疾病负担损失最大的问题，应予以重视。研究还预测，到2020年抑郁症将成为继冠心病后的第二大疾病负担源。预测1990~2020年中国的神经精神疾病负担将从14.2%增至15.5%，加上自杀与自伤，将从18.1%升至20.2%，占全部疾病负担的1/5。精神障碍与自杀所占疾病负担将名列第1、2位（20.2%），而恶性肿瘤、心脑血管疾病和呼吸系统疾病分列第3~5位。抑郁症、自杀与自伤，以及老年痴呆的疾病负担明显增加，而抑郁症仍是精神疾病负担中的最主要问题（1990年为44%，预测2020年将为47%）。

抑郁障碍具有高发病、高复发、高致残的特点，所带来的后果就是沉重的经济负担，给社会造成巨大的经济损失。美国（1994年）总的健康费用中4%用于治疗抑郁障碍，高达430亿美元；其中仅90亿美元（28%）是直接医疗费用，其余340亿美元则是因患者致病或致残后所造成的各种损失。King及Sorensen（1993年）在英国所调查的结果显示，抑郁障碍所带来的间接损失高达30亿英镑，占总经济损失的88%；而直接治疗的花费，如住院费、综合医院或专科医院的就诊费用及家庭看护费等，只是其中极少的一部分。

2018年出版的《沈渔邨精神病学》报道：抑郁障碍是与自杀关系最为密切的精神疾患，全球每年有近100万人自杀，自杀者中约50%可诊断为抑郁障碍。美国所报道的抑郁障碍患者自杀率约为85.3/10万，约是普通人群的8倍。国内上海的研究结果显示抑郁障碍患者年自杀率约为100/10万。那些未及时诊断和治疗的抑郁障碍患者的自杀危险性非常高，尤其是共患其他疾病（如焦虑障碍）和遭遇不良生活事件的患者。国外一项10年以上的前瞻随访研究证实，抑郁障碍的自杀率为4.0%~10.6%，Meta分析资料也显示，抑郁障碍的终身自杀风险为6%，一般认为，抑郁障碍患者自杀意念或自杀死亡的风险与年龄、性别、社会环境变化以及抑郁障碍严重程度相关。

为什么说"抑郁症将使我们不堪重负"？

一个国际会议公布的数字显示：目前，世界各国每年用于抑郁症的医疗上的费用已相当可观，仅英国就多达约33亿美元，全球总计约为600亿美元。该次大会主席、哈佛医学院的克兰曼教授认为，相对于抑郁症的危害程度而言，当前对抑郁症的防治的重视和投入程度更显不够。他指出，世界范围内受抑郁症影响的患者数远远超过癌症患者，但各国在抑郁症医疗上的投入却只相当于癌症医疗投入的一小部分。

近年，一个国际组织调查结果显示，抑郁症对中国造成的经济负担估计每年至少为600亿元人民币。

2012年12月出版的《心理健康导报》报道，目前我国有超过2600万人患有抑郁症，但只有不足10%的患者接受相关药物治疗。美国加州大学卫生经济学Ho教授报告的"中国抑郁症经济代价"研究结果显示，抑郁症在中国造成的直接经济负担估计每年约141亿元人民币，间接经济损失约481亿元人民币。

Ho教授等的研究发现，中国的抑郁症间接代价几乎是治疗成本的2倍。中国的抑郁症经济负担仅次于美国。在中国，看护者每年花费其年收入的17%~25%用于照顾抑郁症患者，并且大约每周有17个小时（每年有60天）无法工作。中国可归咎于抑郁症的自杀代价每年约为50亿元人民币，抑郁症的治疗代价约占中国卫生总费用的3%。

"中国抑郁症经济代价"是世界卫生组织"降低抑郁症社会经济负担组织"2004年10月完成的研究报告。研究者与国内8个精神病医院合作，对北京、长沙、成都等五大城市的500例确诊抑郁症患者进行调查，分析其直接治疗代价、生产力损失、看护者负担等。该研究分析中还采用了卫生部报告的财务统计数据、现有流行病学数据和卫生服务调查等相关部门的统计数据。

研究者认为，任何国家都承受不起因忽视抑郁症这样一个严重的公共卫生问题所造成的后果。

国内外对抑郁症的诊断和治疗情况如何？

目前国内外对抑郁症的诊治情况不尽如人意。WHO的多中心合作研究显示，对抑郁障碍的总体识别率较低，尤其是在综合医院。WHO调查了15个不同国家或地区，发现内科医生对抑郁症的识别率平均为55.6%，中国上海的识别率仅为21%，远远低于国外水平。大多数抑郁症状并未引起患者、家属及医生的重视，大多数躯体疾病伴发的抑郁障碍被忽视，而对抑郁障碍引发的自杀、自伤和药物、酒依赖等问题的治疗和干预率则更低。

近年来抑郁障碍已成为临床上最常见的一个问题。抑郁障碍如给予及时恰当的治疗，能大大提高临床治愈率，减少复发率，提高患者的生命质量。

为什么说普及抑郁症防治知识非常重要？

2012年以来，卫生部多次下发文件，进一步重申了卫生部的重大改革：战略前移、重心下移，要让心理卫生、精神卫生知识进社区。这对防治抑郁症等精神疾病有重要的意义。

抑郁障碍具有高复发的特性，近期研究显示其复发率高达80%。因此不但临床医师要充分认识，广大民众也应了解。

医生及时予以识别和处理，可以提高对抑郁障碍的识别率，提供各种有效途径使他们得到及时正确的诊断和治疗，改善其预后，降低直接与间接经济损失。对抑郁障碍的治疗要有针对性，自始至终、全面改善或消除抑郁的核心症状，恢复患者的社会功能（工作、学习、生活），最大限度地减少复发。

大众应提高对精神健康的意识及对精神疾病的正确认识，纠正不正确的看法，消除患者及家属的病耻感，促使患者主动就医治疗。全社会应争取不断改善抑郁障碍防治，提高患者的治愈率及改善患者的生活质量，降低疾病负担。

2020年名人罹患抑郁症，自杀知多少？

抑郁症没有国界，自杀是抑郁症最危险的因素。

2020年7月18日,男演员三浦春马在日本东京的家中上吊去世,年仅30岁。而且据说当天他要参加活动的,但是工作人员迟迟等不到他,到家中一看,才在衣橱内发现他的遗体和遗书。据报道,三浦春马的死,和他生前经历网络暴力并罹患抑郁症有关。

7月3日,各大媒体惊爆:《24岁围棋手自杀,生前罹患抑郁症》。上海市围棋协会7月2日晚发布讣告称,2020年7月2日下午,著名围棋职业棋手范蕴若不幸从家中坠楼身亡,生前被查出患有抑郁症。资料显示,范蕴若出生于1996年1月,年仅24岁。事发前范蕴若就已经出现了连续5天5夜无法入眠的反常现象。7月2日上午,他的家人曾陪他就医,在诊断过程中并没有查出异常。因此回家父母稍有松懈,后察觉他一直闭门不出,才发现意外已经发生……

6月17日,韩国著名影星Yohan去世,媒体纷纷报道:《近10年间韩国明星死亡,80%或与抑郁症有关》。

5月27日,外媒报道,25岁的印度某常驻节目的演员普雷克莎·梅塔周一晚上于家中挂在吊扇上自杀,直到第二天早上家人才发现这个悲剧,可惜已经发现得太晚了,普雷克莎·梅塔早已离开了人世。据家人透露表示,普雷克莎·梅塔生前患有抑郁症,由于这几个月来,她一直陷入了没有收入的状态,害怕在疫情封锁解除以后会完全失去工作,工作和生活的压力加重了她的病情,或许是造成她自杀的原因。

2020年4月27日,《37岁海归女博士带5个月的女儿跳楼自杀,疑因产后抑郁》。真是令人惋惜。

2019年抑郁症自杀知多少?

2019年12月12日,新加坡女歌手李卿瑄在个人社交平台上留下了数百字的遗言,随后离开了这个世界。

12月3日,韩国知名男星车仁河被发现在家中自杀身亡。

10月14日,韩国知名女星崔雪莉被人发现在家中抑郁发作、自杀身亡。

8月23日清晨将近5点，在《长安十二时辰》里饰演檀棋的著名女演员热依扎，突然发布微博，告诉网友自己"死过很多回"，因为她患有重度的抑郁症以及焦虑症。

6月10号下午13时左右，我国著名男高音歌唱家杨阳不幸离世，年仅44岁！据悉，杨阳离世是是因为饱受抑郁症的折磨令他从26楼跳下。之前就有张国荣、乔任梁等诸多公众人物因抑郁症离世。

4月18日早，台湾媒体报道了一个不幸的消息，歌手蔡东儒抑郁症自杀。

4月10日，京东一员工在员工宿舍上吊自杀，京东官方回应称"这位同事是由于长期患有抑郁症而离开的"。

4月9日晚，山东省茌平县县委书记张琳在家中自杀身亡，初步排除他杀。亲属称张琳患有抑郁症，长期服用抗抑郁药物。

4月1日，中国在美国的一个华裔女性陈水英因为抑郁症自杀地铁站跳轨，被行驶的地铁车碾压而死，经过几番调查才确认了死者并且通知了家人。

2月11日，26岁斯坦福大学中国博士自杀身亡，该留学生曾就读中科大，为斯坦福在校博士，在读第五年，最后选择实验室自缢，推测与其心理抑郁有关……

1月18日傍晚，济南市天桥区某居民小区发生一名男子跳楼死亡事件，警方随后在其家中发现两名老人、一名女性及两名儿童的尸体。1月20日，济南市公安局天桥区分局在其官方微博发布公告称，该案系35岁的柏某才所为，其在六楼家中将父母、妻子及两个儿子杀害并放火焚烧案发现场后，跳楼自杀。警方还称，根据调查，柏某才生前曾频繁浏览治疗抑郁症的网页，同时在其单位办公桌内发现多种治疗精神类疾病的药物，以及其记录强烈悲观厌世情绪和对家人未来生活担忧的文字。

历年名人罹患抑郁症，自杀知多少？

2011年11月13日，年仅28岁的青年男演员尚于博罹患抑郁症，被传于10月底在家中自杀身亡。他曾出演过《杜拉拉升职记》《迅雷急先锋》等作品；目前尚于博主演的《娘家的故事3》和《瑶山剿匪记》正在荧屏热播。

2011年8月25日，韩国演员兼歌手韩彩媛（31岁）在首尔家中自杀身亡。

2011年7月10日晚，邯郸市邯山区区长张海忠因罹患抑郁症自杀身亡。

2010年10月23日，赛车女郎出身的韩国著名女歌手李慧林因抑郁症自杀。

2010年6月24日，原中国民航局中南地区管理局局长刘亚军因心情极度抑郁，在广深高速铁路线上卧轨自杀身亡。据《中国民航报》报道，刘亚军的遗书和家属反映，他长期存在失眠现象，总觉得休息不好，到广州工作以来自感压力大，心情极度抑郁，在家中有时独自哭泣。

2010年2月6日，茂名市人民检察院检察长刘先进心情极度抑郁，在湛江住宅跳楼自杀身亡。

2009年11月10日18时17分，德国国门恩克因抑郁症自杀身亡，年仅32岁。

2009年10月31日下午，内地著名歌手陈琳因罹患抑郁症传跳楼。

2009年4月27日，仅24岁的新人女演员于承妍于在家中自杀。其所属经纪公司公开了于承妍的死因，称她因抑郁症导致自杀。

2009年4月20日，北川羌族自治县县委宣传部副部长冯翔罹患抑郁症自杀。

2008年3月18日，世界各大媒体纷纷报道，美国妙龄飞行天才、曾创下驾飞机飞越大西洋年龄最小女性世界纪录的飞行员薇姬·范米特自杀身亡。人们18日在范米特位于宾夕法尼亚州米德维尔的家中发现了她的尸体。验尸官说，范米特身上有明显枪伤，警方认为她死于自杀，死亡时间大约在发现尸体的前一天。范米特死时年仅26岁。范米特的兄弟丹尼尔说，范米特死前受抑郁症困扰，一直在服用抗抑郁药物。

2007年12月6日晚8时50分，中国人民大学文学院将余虹教授辞世的消息挂在了网站首页，并以"中国人民大学文学院余虹教授治丧委员会"的名义发布了通知公告："2007年12月5日中午1点左右，我院余虹教授从他所居住的世纪城小区楼上坠下身亡。经公安部门现场勘察认定：排除他杀，高坠身亡。"他的同仁回忆，余虹生前患有严重的抑郁和失眠。

2007年5月4日下午4点左右，患有抑郁症的医生李保春，从上海长海医院楼的12层跳了下来。44岁的李保春是著名肾脏病学专家，中国透析移植协会委员，中国中西医结合学会肾脏病协会委员，上海长海医院肾内科主任、主任医师、教授、博士生导师。

2005年11月17日，美女作家赵波抑郁症发作从四楼跳下，所幸有一楼雨棚遮挡，没有生命危险。

2005年7月27日11：01人民网报道，《受抑郁症困扰　北大心理系一男生坠楼身亡》："前天晚上9点左右，北大未名BBS上有学生发帖称33号学生宿舍楼有同学跳下，经抢救无效，于凌晨离开人世。昨天下午，北大心理系党委老师向记者证实，坠楼学生是心理系02级本科男生，生前曾患有抑郁症。"

2005年2月22日，已晋身韩国一线明星，出演过MBC电视剧《火鸟》以及《太极旗飘扬》《噢，水晶》《红字》等电影的李恩珠，在自己的寓所用移动衣架和腰带自杀了。自杀现场发现削笔的刀子和部分血迹。警方后来找到一份李恩珠的遗书，上面写道：妈妈、哥哥，对不起。是什么原因让这位美貌女演员在人生的大好年华走上不归路呢？据悉，这位表面华丽内心却异常孤苦的女明星早已得了抑郁症。

2005年6月24日人民网报道，《抑郁博士生掐死女友，心理疾病不治哪行》："2004年11月29日晚，这位北京理工大学机械与工程学院的博士生在宿舍将女友王某掐死。在昨天的法庭上，患有抑郁症的殷兆辉称'一看见人仰着脖子就想掐'。"

2004年11月9日，写下《南京大屠杀》的美籍华裔女作家张纯如因患有严重的抑郁症，撇下不满3岁的儿子，开枪自杀身亡。

2003年4月1日晚间6时，香港著名艺员张国荣因患重度抑郁，在中环文化酒楼纵身跳下，令无数影迷至今还沉浸在失去"哥哥"的悲痛中。

2002年7月31日傍晚，刚刚身为人母、年仅29岁香港"艳星"陈宝莲因抑郁发作，在上海南洋路一幢24层楼顶楼上一跃而下，撒手人寰。

1996年12月12日夜，曾撰写《哥德巴哈猜想》而誉名文坛的作家徐迟，因难以忍受抑郁的折磨，在武汉一家医院跳楼。

1993年3月9日上午，被称为"桑塔纳之心"的上海大众汽车公司前总经理方宏，从自己5楼的办公室纵身跃下。

1991年1月4日清晨7时，在台湾的一家医院里，一名清洁工发现卫生间的点滴挂钩下，一位身着白底红花睡衣的女子，一只丝袜紧紧勒住了她的喉咙。这一天的惊爆新闻：别了抑郁，女作家陈平（笔名三毛），衔着梦中的橄榄枝，一缕青烟，飘向远方，与世永别……

1989年3月26日，曾经写下热情洋溢诗篇《面朝大海，春暖花开》的中国人民大学教师、诗人查海生（笔名海子）在山海关附近卧轨自杀。

曾患抑郁症的名人太多了，米歇尔·永贝里（前摔跤世界冠军，1970—2004年）、顾城（诗人，1956—1993年）、玛丽莲·梦露（美国影星，1926—1962年）、阮玲玉（中国30年代电影明星，1910—1935年）、川端康成（日本著名小说家，1899—1972年）、文斯顿·丘吉尔（英国前首相，1874—1965年）、亚伯拉罕·林肯（美国第16任总统，1809—1865年）、凯瑟琳·伊丽莎白（希茜公主、奥地利皇后，1837—1898年）、赵匡胤（宋太祖，公元927—976年）。

美国心理学家史培勒说，抑郁症往往袭击那些最有抱负、最有创意、工作最认真的人。

其实，抑郁症并不是名人的专利，"抑郁影响每个人"！这并非危言耸听，这是2004年10月10日世界精神卫生日的主题："精神健康从了解开始——抑郁影响每个人"。

为什么说抑郁症影响每一个人？

美国著名心理学家马丁·塞利曼将抑郁症称为精神病学中的"感冒"，这种提法已被越来越多的人接受。抑郁症在国外常被人们称为"心理感冒"，像伤风感冒一样，是一种普通大众的寻常病证，很多人都受到抑郁症的困扰，他们或许就是你的朋友、同事、亲戚甚至家人，又或许就是你自己，只是你还没有觉察出而已。事实上，抑郁症影响每一个人。

2020年8月1日，《心理健康导报》报道：抑郁症影响每一个人。

2019年新华社北京10月10日电，世界精神卫生日主题：我行动，让"干涸的心灵"得到滋润——写在第28个世界精神卫生日。

中国科学院院士、北京大学第六医院院长陆林说，如果你沉浸在这种状态一段时间内无法自拔，可能是你的"心"生病了，但不必过于担忧，因为心理疾病和高血压等一样，是可防可控的。

2012年9月30日央视《每周质量报告》栏目，邀请了北京回龙观医院副院长、主任医师王绍礼，北京心理援助中心主任王翠玲，北京安定医院院长助理、抑郁症治疗中心主任王刚，做了《抑郁质困》访谈。专家指出，世界卫生组织2002年的统计数据显示，全球有1.5亿抑郁症患者。而在美国国立精神卫生研究所（NIMH）主持的一项研究中指出，包括轻度抑郁症在内，这种疾病在全世界的患病率约为11%。首都医科大学附属北京安定医院的调查数据显示，我国抑郁症的发病率呈逐渐升高的趋势，据估计，抑郁症的年患病率为5%~10%。在一个20人的办公室中，可能有1~2个同事曾经患过或者正在遭受抑郁症的折磨，而这20个同事当中每一个人都有可能成为抑郁症患者，包括我们自己在内。

全世界患有抑郁症的人数在不断增长，据世界卫生组织统计，全球抑郁症的发病率约为11%，全球约有3.4亿抑郁症患者。抑郁症目前已经成为世界第四大疾病，预计到2020年可能将成为仅次于心脏病的人类第二大疾患，抑郁症将成为21世纪人类的主要杀手。在未来的一年里，将有5.8%的男性和9.5%的女性会出现抑郁症症状。

有报道，美国有1500万成年人患有抑郁症。国内研究资料显示：抑郁症1999年的总发病率为0.64%，估计我国约有3600万患者。与高发病率形成鲜明反差的是，前往精神病院就医的实际就诊率不足1/3。目前全国地市级以上医院对抑郁症的识别率不到20%。而在现有的抑郁症患者中，只有不到10%的人接受了相关的药物治疗。

有报道，拥有2000万人口的上海，每年到上海市各心理门诊接受咨询和治疗的患者有120多万，抑郁症占了大约20%。换句话说，上海市有将近25万人患有不同程度的抑郁症，并寻求了专业帮助，但为数更多的患者还没有认识自己的疾病。

在特殊的人群中抑郁症的发生率更高。慢性疾病9.4%，一般住院患者33.0%，老年住院患者36.0%，门诊癌症患者33.0%，住院癌症患者42.0%，脑卒中患者47.0%，心肌梗死患者45.0%，帕金森病患者39.0%。婚姻家庭变故的抑郁症状发生率80%以上。

精神卫生问题已成为世界性的严重的公共卫生问题，2004年10月10日世界精神卫生日的主题就是"精神健康从了解开始——抑郁影响每个人"。

我国抑郁症识别率和诊治情况如何？

根据世界卫生组织全球疾病负担的研究，抑郁障碍占非感染性疾病所致失能（disability）的比重为10%，截止到2020年已成为仅次于心血管疾病的第二大疾病负担源。然而，我国综合医院抑郁症识别率却不容乐观。上海精神卫生中心临床流行病学研究室主任、中华医学会精神病学分会常委何燕玲日前指出，调查显示，在我国综合性医院就医的患者中罹患抑郁或焦虑障碍症状的比例超过20%，而综合医院的医生对抑郁症的识别率不高，导致患者经常被漏诊。

根据最新精神疾病流行病学调查，我国抑郁症患者约有3000万，重度精神疾病患者约1600万。而目前全国地市级以上医院对抑郁症的识别率不到20%。在现有的抑郁症患者中，只有不到10%的人接受了相关的药物治疗。

在由世界精神病学协会（WPA）和灵北学院（中国）联合主办的"WPA-灵北学院中国抑郁教育项目"启动会上，何燕玲介绍，对北京、上海、广州、成都和长沙等地15家综合性医院的心内科、神经科、消化科和妇科门诊就诊的11260名患者的调查发现，患者通常以躯体症状为首诊的原因，其中有超过20%的患者具有抑郁或焦虑障碍。一项涉及15个国家和地区的调查显示，我国内科对心理障碍的平均识别率仅为15.9%。

北京大学精神卫生研究所所长于欣指出，抑郁症的"主战场"不在专科医院，而是在综合医院和社区医院。在临床中，接触抑郁症患者第一关的往往是社区医院和综合医院的医生，如果医生对抑郁症的识别率不高，就会导致患者被漏诊。他认为，中国目前精神疾病类医师仅有2万余名。面对3000万甚至更多没有就医的抑郁症患者，悬殊的医患人数比例不可能短时间内改变，所以社区医师和综合医院医师能否加入抑郁症的诊疗队伍，对改善中国地区抑郁症的整体治疗现状将有重要意义。

于欣呼吁，通过教育让社区医生、综合医院医生以及其他卫生专业人员，包括护士、社会工作者、临床心理学家、咨询师、传统医学执业者等更有效地识别和处理抑郁障碍。

什么是难治性抑郁症？

目前，各国学者都接受而且比较公认的前瞻性定义为：在临床研究中，将符合经过采用足量、足疗程的至少2种作用机制不同的抗抑郁药物治疗无效的抑郁症患者，先采用一种已知有效的抗抑郁药在临床研究条件下治疗1个充分的疗程（如6周），如仍无效，方定义为难治性抑郁症。

难治性抑郁症主要包含三种情形。

（1）难处理的抑郁症，往往因抑郁症本身性质或更广泛的医学情况，如精神病性抑郁障碍、快速循环型情感障碍、慢性抑郁症或患者存在人格缺陷基础等造成难治，或缘于医生没有挑选适当的药物与治疗措施导致患者无法耐受所产生。

（2）对治疗有阻抗的抑郁症，是目前受到广泛关注的一种情形，指抑郁症患者在接受现有的2种或2种以上不同化学结构的抗抑郁药物足量（如米帕明≥150mg/d）、足疗程（≥6周）治疗仍然无效或收效甚微者。

（3）顽固性抑郁症患者对抗抑郁药物治疗无效，或同时存在对抗抑郁药物的耐受性问题。

难治性抑郁症的患病趋势将如何？

抑郁症是一种具有高发病、高自杀、高复发、高致残等特点的常见精神障碍，其对个体身心健康的危害及给社会造成的巨大负担早已为世人瞩目。抑郁症的终身患病率为10%~20%，时点患病率为2%~5%，并有15%~20%的患者最终死于自杀。造成的直接和间接经济损失每年高达数百亿。相反，抑郁障碍的识别率、治疗率却一直处于很低的水平；同时，在现时的"经典治疗措施"下，有30%左右的抑郁症患者对抗抑郁治疗无效，即所谓"难治性抑郁症"。据此推算，我国13亿人口，那么抑郁症终身患病者将有1.3亿~2.6亿人，而难治性抑郁症患者可能将达0.39亿~0.78亿人。

当然，这些数据只是一种推断，是根据相关国家和地区的大样本人群调查所得。我国目前还缺乏相应的普通人群抑郁症发病率、患病率等方面的最新和全面的流行病学调查资料，而难治性抑郁症患者的确切人数更待进一步普查。

抑郁障碍与自杀有关系吗？

在所有的自杀者中，抑郁障碍是最常见、最重要的、与自杀关系最为密切的精神疾病，绝大多数的自杀患者在自杀死亡前有抑郁症状的存在，其中60%左右的患者可诊断为抑郁症。美国资料估计，抑郁障碍患者的年自杀率约为85.3/10万，约是普通人群年自杀率（11.2/10万）的8倍。国内上海的研究发现，抑郁障碍患者的年自杀率约100/10万。综合国内有关自杀的研究资料显示，自杀者常用的自杀方法为：服农药中毒或大量吞服药物（34%~66%）、自缢（8%~44%）和溺水（3%~14%）等。

虽然绝大多数抑郁障碍患者并不会轻易结束自己的生命，但在未及时诊治的抑郁障碍患者中自杀危险性非常高，尤其是共患其他疾病（如焦虑障碍）和遭遇不良生活事件的患者。近年来国外的随访研究发现，35%~40%的抑郁障碍患者会在5~10年里因各种原因死亡，自杀占其中的30%~40%；终身自杀危险性估计为5%~26%，中位数为15%；当然，不同亚型之间可能有所不同。根据来自不同国家的15项研究结果显示，男性抑郁障碍的自杀死亡率是女性的2倍。自杀已成为近年来全世界精神卫生研究领域的重要课题之一。

全球自杀的状况如何？

2020年，世界卫生组织发布《自杀实况报道》称，全球每年有80万人死于自杀，平均每40秒钟就有1人自杀身亡，有自杀企图或想法的人高达2000万。在自杀者的年龄分布中，中老年人仍是自杀者的主体，但青少年所占比例在上升。在15~44岁的人口中，自杀是导致死亡的三大原因之一；在15~19岁的青年人中，自杀是导致死亡的第二大原因。

这一结论同样适用于东亚国家。在老龄化严重的日本，越来越多的单身老人难以忍受孤独而自杀，19岁以下青少年的自杀率每年以25%左右的速度增长。韩国28.1%的自杀者在65岁以上，老年人自杀率是总体平均自杀率的2.4倍。自杀同样是韩国青少年死亡的首要原因。老年人自杀的主要原因是贫困、疾病和孤独，而青少年选择自杀，大多数是家庭原因。

注重内省的文化传统，曾经是日本和韩国经济腾飞的"助推器"，但这也导致人们在遇到困难时容易进入死胡同。尤其是一些社会影响力较大的名人，经常选择自杀来谢罪或解脱，比如韩国前总统卢武铉、人气艺人朴龙河，日本的三岛由纪夫、川端康成等都是自杀身亡，对社会风气起了消极引导的作用，形成了特殊的"模仿自杀"现象。更有甚者，自杀甚至成了日本文化的一部分，曾经的日本畅销书《完全自杀手册》就是一例。

"自杀不是个人问题，而是社会问题"，这既是"世界预防自杀日"设立的初衷，也是减少自杀的入手点。有评论称，由于社会压迫和穷困而造成的自杀，实际上是一种社会性的他杀行为。有鉴于此，东亚国家在重视经济建设的同时，更要注意呵护社会，增加社会方面的投入，营造一个更加有"人情味"的社会，让每个人都能认识到自己的价值。

1990年全球自杀死亡人数达140万，占该年总死亡人数的1.6%，而自杀或因意外死亡导致的伤残调整生命年（disability-adjusted life years，DALYs）损失为15.9%。在1999年北京召开的WHO精神卫生高层研讨会上，卫生部首次正式对外公布了中国年自杀率为22.2/10万（1993年）。提示中国的自杀问题不容忽视，有必要引起全社会的关注和重视。中国的自杀具有本土特点：①年轻女性自杀死亡率高于男性，并主要在农村；②农村自杀死亡率高于城市（3~4倍）；③年龄分布具两个高峰，20~35岁的农村年轻妇女（年自杀率为26/10万~67/10万）和60岁以上的农村老年人，特别是随着年龄的递增，农村男性老人的自杀率可达140/10万~160/10万。

2020年9月10日"世界自杀预防日"之际，世界卫生组织宣布，每年有近80万人自杀身亡，许多人自杀未遂。自杀是影响家人、社区和整个国家的悲剧，对死者亲友造成持久的影响。自杀发生在生命周期的各个阶段。自杀是全球15~29岁年龄组中第二大死亡原因。自杀不仅发生在高收入国家，它是遍及世界各地的一个全球现象。事实上，2016年的统计数据显示：低收入和中等收入国家的自杀人数占全球自杀人数的79%以上。我国每年约有25.8万人死于自杀，还有约200万人自杀未遂。死于自杀的人中，约一半患有抑郁症。

抑郁症患者的自杀有哪些特点？

据统计，所有自杀者中60%为抑郁症患者。抑郁症患者半数左右会出现自杀观念。轻者常常会想到与死亡有关的内容，或感到活着没意思、没劲；再重的会有生不如死，希望毫无痛苦地死去；之后则会主动寻找自杀的方法，并反复寻求自杀。抑郁症患者最终会有10%~15%死于自杀。偶尔患者会出现所谓"扩大性自杀"，患者可在杀死数人后再自杀，导致极严重的后果。数据显示，虽然女性抑郁症患者是男性的2~3倍，但男性患者的自杀成功率却远远超过女性。因此抑郁症绝非一种可治可不治的"良性"疾病，积极的治疗干预是十分必要的。

抑郁状态是怎么回事？

抑郁状态是常见的精神病综合征之一。所谓"状态""综合征"或称"症状群"，是指多种症状同时出现在一位患者身上，而且同一综合征又见于多种疾病的人。抑郁状态，往往出现于无原因所致的抑郁症患者。当然，细致分析有其大同小异之处，在临床上可供鉴别诊断的参考。

抑郁状态是以情感障碍为主的一种综合征，主要表现为情绪低落、沮丧悲观、思维缓慢及言语减少、动作迟缓。患者终日忧心忡忡、唉声叹气，兴趣爱好丧失，对工作、学习、家庭、前途失去信心，常有自卑感及自责自罪观念，认为自己已经不能工作、学习，变成了废人。进而厌世，或对微不足道的小事加以夸大，给自己罗列种种罪名，因而出现消极观念，有自杀企图或自杀行为。由于思维活动思考问题受抑制，自觉脑子迟钝、思路闭塞。

此外表现言语速度缓慢，语量少，说话语气低沉，动作缓慢，手势动作减少，活动少，生活懒散，甚至生活不能自理、不修边幅。同时处于抑郁状态的患者多有下列躯体症状：患者面容显得憔悴苍老、目光迟滞、胃纳减少、便秘及失眠等。某些抑郁症患者，躯体症状相当明显，除反复出现上述症状外，并有头痛、头晕、胸闷、气短等神经系统和心脏症状，而抑郁症状往往被这些躯体症状所掩盖。躯体检查与相关的实验室检查却无异常发现。这类患者往往长期在内科就诊，易误诊为神经官能症或躯体疾病，有"隐匿性抑郁症"之称。对症治疗效果不好，抗抑郁药物治疗则可取得较好的疗效。

抑郁状态与抑郁症的关系如何？

抑郁状态指一种心理状态，主要表现为情绪低落、表情苦闷、行动迟缓，常感力不从心，思维迟钝，联想缓慢，进而言语减少，语速缓慢，语音低沉或整日沉默不语。

抑郁状态最常见于常见内源性（内因性）抑郁，如抑郁发作及双相障碍的抑郁相。这类抑郁症的精神症状如上述表现，同时常伴有生物节律性变化，如晨重暮轻；常自责自罪，严重者伴有罪恶妄想；在自罪妄想的基础上还可能产生关系妄想和被害妄想，认为人人都向他投以厌恶的眼光、讨论他的罪恶、要判他的罪等。但其病因尚不明确，据现有研究，倾向于主要病因与遗传、内分泌、病前个性特征有关，故有"内源性抑郁"之称。

其次，抑郁状态还见于心因性抑郁症，包括反应性抑郁与抑郁性神经症或恶劣心境。反应性抑郁是在明显精神创伤的直接影响下发病，症状的内容、病程经过与精神创伤有密切相关，患者的抑郁情绪围绕着精神创伤内容。一般没有思维缓慢与活动减少，患者多主动叙述病情经过及精神创伤的体验，求治心切。如经心理治疗及离开创伤性处境，病情很快好转。而抑郁性神经症是在心理因素与素质因素（即病前性格特点）共同作用下发病的。一般起病较缓慢，病程长达2年以上，但这2年中，很少有持续2个月的心境正常间歇期。且抑郁症状波动性较大，一般不伴有自责自罪，反而多责备他人，常常将自己的各种不适及遭遇归咎于他人或社会。这类患者社会功能受损较轻，自知力完整或较完整，也有患者无自知力或从不主动求治。在CCMD-3中将抑郁性神经症归入恶劣心境，不再列入神经症的亚型诊断。

临床上抑郁状态还常见症状性抑郁，即患器质性脑病、严重的躯体疾病、使用某种药物后以及除情感性精神病之外的精神病基础上发生的抑郁症，可表现抑郁状态。

总之，"抑郁状态"是在不能确定何种抑郁时医生最常用的临时诊断，而经过进一步了解病史和检查后能够确诊则不再沿用这一诊断。

抑郁症是"精神病"吗？

一般人心目中的"精神病"，就是疯疯癫癫、说话语无伦次、行为古怪，甚至冲动毁物、乱打人乱砍杀。这些人实际上是医学上所指的伴有精神病性表现的严重精神病，如精神分裂症。

精神病性表现有三大特点：①患者常有一些幻觉（如言语性命令性幻听）、妄想（如被害妄想）等病态体验，并不能把其病态体验与现实区分开来，把病态体验当成现实。如有患者在一个人时听到有人跟他讲话，命令他干这干那，患者不能区分这是一种病态体验（命令性幻听），相反会按照命令行事。再比如有的患者坚信周围的人都要谋害自己，但实际上根本没这回事，别人反复说服他这是不可能的，但他仍然坚信不移，这是一种被害妄想。②患者没有能力按社会认为适宜的方式行动，他们在病态体验（幻觉、妄想等）的支配下出现一些异常行为。③患者对自己这种异常表现不能察觉，认为自己精神正常、没有病。

而抑郁症，是一种心境障碍，患者一般知道自己情绪上出了毛病，并为此感到很痛苦，他们希望其情况能有所改善，一般是有自知力的，如有求治的欲望。但苦于调整不好，于是有时会采用自杀这种方式结束其痛苦。所以抑郁症不是大众观念中的"精神病"，它是一种心境障碍。

抑郁症中，大部分患者病情是轻度或中度、不伴有精神病性表现，病情严重的、伴有精神病性症状的只占少数。虽然严重的抑郁有时也会有一些幻觉、妄想等病态体验，但经治疗后病情会很快好转，随着病情的减轻，患者能认识到自己有病，并积极配合治疗。所以它与大众观念中的"精神病"不同。

抑郁症会发展为"精神分裂症"吗？

常有抑郁症患者及家属在看见行为明显失常的精神疾病如精神分裂症患者后会焦虑地问医生，自己或亲人会不会变成精神分裂症，唯恐自己或亲人有朝一日变成行为明显失常、影响他人的严重精神疾病患者。根据目前的研究结果，回答是否定的，抑郁症不会变成精神分裂症，除非诊断错误。

抑郁症和精神分裂症是精神科的两个不同的疾病。精神分裂症的发病主要与脑内一种叫多巴胺的神经递质的功能不良有关，它的临床表现主要是思维和行为等的异常。而抑郁症主要与脑内5-羟色胺和去甲肾上腺素两种神经递质的功能不良有关，临床表现主要是情绪的低落、兴趣的减退。

但是有些精神分裂症的患者，症状不太典型。他的早期症状，思维、行为等异常不太突出，他的伴随症状——抑郁情绪倒是先表现出来了。因此，这些患者一开始被诊断为抑郁症，随着疾病的进展，思维、行为方面的异常越来越"显山露水"了，这时医生就会将这些患者诊断为精神分裂症。这些症状的发现，取决于病史的采集、患者的合作程度，取决于医生对这些症状的熟悉程度，以及医生的临床技能——交谈技巧。精神分裂症患者可因幻觉、妄想继发产生抑郁症状，出现情绪低落，严重时会发生自杀。反之抑郁症患者病情严重时也可以发生片段的幻觉、妄想。

需要说明的是，如果精神分裂症和抑郁症同时存在，一般首先诊断精神分裂症，因为精神分裂症比抑郁症更严重；或者诊断为精神分裂症伴抑郁症。在治疗上一般既用抗精神病药（如利培酮等），又用抗抑郁药（如氟西汀等）。

辛克利刺杀前美国总统里根，为何不负法律责任？

【案例】精神疾病患者辛克利与前美国总统里根

1981年3月30日，科罗拉多州百万富翁的儿子辛克利在华盛顿特区的一家饭店外边行刺里根总统、总统新闻秘书詹姆士·布雷迪和两名执法人员，造成里根总统重伤，布雷迪终身残疾。辛克利被捕后，称刺杀里根总统是为了给红极一时的好莱坞女演员朱迪·福斯特留下一个印象。这件震惊世界的行刺事件发生后15个月，美国法庭以患有"间歇性精神错乱"而宣判他无罪，再度轰动了世界。法院在审理此案的过程中发现，由于案发时，辛克利受到精神错乱的影响，失去了自控能力，因而被判无罪。1982年6月22日，也就是判决当天，27岁的辛克利被关进华盛顿的圣伊丽莎白医院接受强制治疗。医院对辛克利进行的入院检查发现他患有两种严重的心理疾病——精神错乱和严重抑郁症。

1982年辛克利案件宣判后，导致美国全国范围内"因精神错乱而无罪"（NGRI）辩护法律条例的修改。之后，国会半数以上的州修改了NGRI辩护的法律，有3个州如里根政府所建议的那样，取消精神错乱辩护而用"犯意"来替代。针对法律的变革，美国精神病协会（APA）于1982年12月发表声明，建议严格精神错乱的法学定义。对于可能导致无罪判决的精神疾病，应该在严重程度方面等位于精神病学家诊断为精神病的情况；强调为维护刑法的基本原理及道义完整性，精神错乱辩护应以某种形式继续保留。

【解析】严重的抑郁症患者可能会出现片段的幻觉、妄想等精神症状。这些幻觉和妄想虽然荒诞无稽，但是患者却深信不疑。如果患者出现严重的被害等妄想，并在幻听（如言语性命令性幻听）的支配下引发暴力事件，一般不负法律责任，但须接受精神治疗。

抑郁症患者的暴力行为要负刑事责任吗？

【案例】张女士产后心情不好，患有严重的产后抑郁症。她有非常明显的消极观念，想自杀，但怕自己的孩子没人喂养，活在世上受罪。她实在爱自己的孩子……

【解析】心境障碍中抑郁症患者的暴力行为近年来受到国内外学者的重视。抑郁症患者可发生所谓的"扩大性自杀（homicide）"，是由于患者存在强烈的自杀观念，又出于对配偶或子女处境的同情和怜悯，认为自己无能为力和不忍心遗弃亲属，因而在自己自杀前杀死亲属而后自杀。在责任能力评定上，具有抑郁妄想综合征的抑郁症患者对自己的行为往往丧失辨认能力，一般判定无责任能力；而具有焦虑症状（或激越性）的抑郁症患者对自己的行为往往具有辨认能力或辨认能力下降，一般应视为有责任能力或限定责任能力。

面对某一具体案例，一方面要遵循有关原则，另一方面应结合被鉴定人所处的环境、当时的状况综合考虑，总之要具体情况具体分析。

病 因 篇

◆ 抑郁障碍的发生有哪些相关因素?
◆ 抑郁障碍患者的家庭系统调查提示什么?
◆ 抑郁障碍患者的双生子调查提示什么?
◆ 抑郁障碍患者的寄养子调查提示什么?
◆ 为什么说抑郁障碍的发生与遗传素质密切有关?
◆ ⋯⋯

抑郁障碍的发生有哪些相关因素？

究竟哪些因素与抑郁障碍的发生有密切的关系？随着精神医学的发展，已知以下因素与抑郁障碍有较密切的关系。遗传、生化、神经－内分泌功能失调、心理和社会因素、人格因素、儿童期的经历、躯体因素、精神活性物质的滥用和依赖以及某些药物的因素等，都可能直接或间接地引发抑郁障碍。在有的病例中某方面的因素对于抑郁障碍的发生起到重要的甚至是决定性的作用，而在另一些病例中多方面的因素对于抑郁障碍的发生共同产生影响。认识抑郁障碍发生的危险因素有助于开展对抑郁症的预防及做到早期识别，同时有助于制定有针对性的治疗措施并判断患者的预后。应注意，抑郁障碍的严重情绪低落症状往往会促发其他精神和躯体障碍，而后者又会反过来加重抑郁症状或使抑郁障碍的治疗及预后复杂化。

抑郁障碍患者的家庭系统调查提示什么？

家庭系统调查结果比较一致，双相障碍患者的一级亲属中双相障碍的发生率较正常人的一级亲属高8~18倍，而抑郁障碍的发生率较之高2~10倍。抑郁症患者一级亲属中双相障碍发生率较正常人一级亲属高1.5~2.5倍，而抑郁症发病率较之高2~3倍。这种差距随被调查者与先证者血缘关系的疏远而缩小。双相障碍的遗传度也较高，表现在50%的双相障碍患者的双亲至少有一位患有情感障碍。如果双亲中有一位患有双相障碍，其子女发生情感障碍的概率为25%；而如果双亲均有双相障碍，其子女发生情感障碍的概率则增加到50%~75%。

抑郁障碍患者的双生子调查提示什么？

双生子调查的主要发现是单卵双生子间双相情感障碍同病率为33.90%，重性抑郁症同病率约50%；而异卵双生子间双相障碍同病率为5%~25%，重性抑郁症同病率为10%~25%。尽管个别研究所报道的同病率各不相同，但每个研究几乎均发现单卵双生子的同病率显著高于异卵双生子。

抑郁障碍患者的寄养子调查提示什么？

寄养子调查提示，存在情感障碍的父母或有此种患者的家庭会对其子女造成不利的环境影响，进而导致精神障碍发生率的升高。也就是说，单单进行家庭系统或双生子调查尚不足以完全确证遗传因素的作用，而寄养子研究的调查对象为具有情感障碍的父母的生物学子女在出生后即寄养到别的正常家庭中的情况。由于孩子在出生后不久即寄养到别处，因此可以基本排除血亲对子女生长发育所带来的环境影响。此类调查同样显示情感障碍具有明显的遗传倾向。Mendlewicz 和 Rainer（1977年）调查了29例双相障碍寄养子的双亲，发现其血缘父母中31%存在情感障碍，而其寄养父母中只有12%存在情感障碍。其他研究结果与此类似，均发现患病父母的亲生子女即使寄养到基本正常的环境中仍具有较高的情感障碍发生率，而患病父母的寄养到别处的亲生子女情感障碍的发生率与未寄养的子女接近，显示环境因素在其中所起的作用不如遗传因素来得直接和重要。

为什么说抑郁障碍的发生与遗传素质密切有关？

家系研究发现亲属同病率远高于一般人群。血缘关系越近发病一致率越高，父母兄弟子女发病一致率为12%~24%，堂兄弟姐妹为2.5%；双生子研究发现双卵双生的发病一致率为12%~38%，单卵双生为69%~95%；寄养子研究发现患者的亲生父母患病率为31%，养父母仅为12%。提示遗传因素起重要作用。多数研究均证明，在抑郁症患者的调查中发现有40%~70%的患者有遗传倾向，即将近或超过一半以上的患者可有抑郁症家族史。因此抑郁症患者的亲属，特别是一级亲属发生抑郁症的危险性明显高于一般人群。关于其遗传方式，目前多数认为是多基因遗传，遗传的机制相当复杂。

抑郁障碍的发生与哪些生化因素有关？

21世纪的第一个10年，已有多种方法用于神经递质功能的研究，包括测定外周血、脑脊液以及尸脑组织中神经递质及其代谢产物的水平；直接研究血小板、白细胞、成纤维细胞的培养细胞以及尸脑组织的神经递质受体对受体激动剂和拮抗剂细胞内反应；通过脑影像学技术研究体内的神经递质受体；等等。进而提出或进一步验证了抑郁症的5-羟色胺（5-HT）假说、去甲肾上腺素（NE）假说、多巴胺（DA）假说、乙酰胆碱（Ach）假说和 γ-氨基丁酸（GABA）假说等。

对情感障碍进行生物化学研究是何时开始的，进展如何？

对情感障碍进行生物化学研究始于抗抑郁药的出现。最初发现的两类抗抑郁药，单胺氧化酶抑制剂（MAOIs）和三环类抗抑郁药（TCAs），均作用于单胺在突触部位的清除过程。MAOIs抑制单胺（去甲肾上腺素、5-羟色胺、多巴胺以及肾上腺素）氧化酶；而TCAs则阻断单胺的另一主要清除途径——再摄取。Schildkraut JJ（1965年）首先提出情感障碍发病的儿茶酚胺学说。他认为，"某些抑郁症的发生与儿茶酚胺，尤其是去甲肾上腺素在重要脑区的绝对或相对缺乏有关，而躁狂则与儿茶酚胺过多有关"。Bunnev WE & Davis JM（1965年）几乎同时提出了类似的学说。而5-HT与情感障碍的关系则揭示的稍晚，Van Praag HM等（1970年）发现抑郁症患者脑脊液5-HIAA含量低下，因此Coppen A等（1972年）提出5-HT功能异常与情绪低落以及自杀行为等存在关联。但这些作者同时也承认，这种学说充其量也只不过是对情感障碍发生机制的一种极其简单化的概括。Prange A等根据有关NE和5-HT系统的研究提出了综合这两种递质系统的学说，认为

5-HT系统功能的低下为NE功能改变所致的情感障碍提供了基础。在5-HT功能低下的基础上，NE功能低下出现抑郁，而NE功能亢进则表现为躁狂。

为什么说5-羟色胺直接或间接参与调节人的心境？

近年来，对5-HT受体功能的探讨非常活跃，并取得了可喜突破。由于选择性5-羟色胺再摄取抑制剂（SSRIs），如氟西汀等治疗抑郁症的疗效被广泛确认，使得5-羟色胺（5-HT）递质系统与抑郁症发病的关系受到越来越多的关注。而多种5-HT受体亚型的发现更激发了人们的研究兴趣。除对SSRIs作用机制的研究之外，来自其他方面的证据也显示了5-HT系统与情感障碍之间的关系。

精神药理学研究还发现，对氯苯丙氨酸、利舍平可耗竭5-HT，导致抑郁；三环类抗抑郁药（TCAs）、选择性5-羟色胺再摄取抑制剂（SSRIs）可阻滞5-HT的回收，起抗抑郁作用；5-HT的前体5-羟色氨酸能治疗抑郁症；单胺氧化酶抑制剂（MAOIs）抑制5-HT的降解，具有抗抑郁作用。

研究发现自杀者和抑郁症患者脑脊液中5-HT代谢产物5-羟吲哚乙酸（5-HIAA）含量降低，还发现5-HIAA水平降低与自杀和冲动行为有关；5-HIAA浓度与抑郁严重程度相关，浓度越低，抑郁程度越重；抑郁症患者和自杀者的尸脑研究也发现5-HT或5-HIAA的含量降低。

心境障碍的5-HT假说越来越受到重视。精神药理学证实，5-HT直接或间接参与调节人的心境。5-HT水平降低与抑郁症有关，而5-HT水平增高与躁狂症有关。

为什么说去甲肾上腺素也与抑郁症的发生有密切关系？

有关抗抑郁药作用机制的研究中一致性的最高进展、最为公认的发现是β_2受体功能的下调与临床抗抑郁作用之间的密切关系。这种关系不仅存在于几乎所有的抗抑郁治疗，而且与临床抗抑郁效果的产生具有明显的时间上的一致性。另有资料显示，突触前 β_2 受体也与抑郁症的发生有关。突触前 β_2 受体的作用是对去甲肾上腺素（NE）的释放形成负反馈调节。因此阻断 β_2 受体同样可以增强 NE 系统功能。而在 5-HT 神经元中也发现有突触前 β_2 受体存在。因而阻断突触前 β_2 受体的药物实际上同时作用于 NE 和 5-HT 两种神经递质系统。当然，对 NE 系统具有强选择性的药物如去甲丙米嗪治疗抑郁症有效，强烈提示 NE 系统在抑郁症发生，至少在抑郁症状的表现中起着不可忽视的作用。

曾经有一段时间，研究者们试图采用生物学标志将抑郁症区分为 NE 型和 5-HT 型。认为可以采用主要作用于 NE 系统（如麦普替林、去甲替林、去甲丙米嗪等）或 5-HT 系统（如 SSRIs）的药物分别进行治疗以提高疗效。但最近的研究发现中枢 NE 与 5-HT 系统之间存在着密切的交互作用，主要作用于一种神经递质系统的药物可以由于这种交互作用继发地影响到另一个乃至多个递质系统的功能，如上述 β_2 受体对 5-HT 系统的调节作用。因此，采用这种生物学特性对抑郁症进行分型尚为时过早。

研究发现双相抑郁症患者尿中 NE 代谢产物 3-甲氧基-4-羟基苯乙二醇（MHPG）较对照组明显降低，转为躁狂症时 MHPG 含量升高；酪氨酸羟化酶（TH）是 NE 生物合成的限速酶，而 TH 抑制剂 α-甲基酪氨酸可以控制躁狂症，导致轻度的抑郁，可使经地昔帕明治疗好转的抑郁症患者出现病情恶化；三环类抗抑郁药抑制 NE 的回收，可以治疗抑郁症；利舍平可以耗竭突触间隙的 NE，而导致抑郁。

有人认为抑郁症患者脑内 NE 受体的敏感性增高，而抗抑郁药可降低其敏感性，产生治疗效果。

多巴胺水平的高低与心境障碍有什么关系？

尽管有关抑郁症的生物化学研究主要集中在 NE 和 5-HT 两种神经递质系统，但也有不少研究认为多巴胺（DA）在情感障碍发病中也可能扮演着重要角色。降低DA水平的药物如利舍平或疾病如帕金森病可导致抑郁，而提高DA功能的药物如L−多巴、溴隐亭、酪氨酸、苯丙胺和丁胺苯丙酮可缓解抑郁症状。因此，最近有人提出抑郁症发病与DA相关联的两种学说。一种认为抑郁症患者存在中脑边缘系统DA功能失调，另一种认为抑郁症患者可能存在多巴胺受体功能低下。但相反的证据也不少，如三环类抗抑郁药治疗可降低多巴胺受体功能而不是相反。

精神医学的循证医学研究发现，某些抑郁症患者脑内多巴胺（DA）水平降低，躁狂发作时DA水平增高。其主要依据：多巴胺前体二羟苯丙氨酸（L-DOPA）可以改善部分单相抑郁症患者的抑郁症状，可以使双相抑郁转为躁狂；多巴胺激动剂，如吡贝地尔（Piribedil）和溴隐亭等有抗抑郁作用，可使部分双相患者转为躁狂；新型抗抑郁药，如安非他酮（Bupropion）主要阻断多巴胺的再摄取。研究发现抑郁发作时，脑脊液中多巴胺的降解产物高香草酸（HVA）水平降低。另有报道，能阻断多巴胺受体的抗精神病药物，可治疗躁狂发作，亦说明心境障碍患者存在DA受体的变化。目前可以肯定：多巴胺（DA）水平的高低与心境障碍有着极为密切的关系。

抑郁症与乙酰胆碱水平的高低有关吗？

早在1972年，Janowsky等就推测乙酰胆碱能与肾上腺素能神经元之间张力平衡可能与心境障碍有关，脑内乙酰胆碱能神经元过度活动，可能导致抑郁；而肾上腺素能神经元过度活动，可能导致躁狂。

近年来研究，胆碱能敏感性在抑郁的发病机制中起到关键作用，胆碱酯酶抑制剂毒扁豆碱会加重强迫游泳动物的抑郁，而毒蕈碱受体拮抗剂能逆转这种效应。更令人信服的是，有研究发现，毒扁豆碱或胆碱能激动剂（如槟榔碱）能诱发抑郁症和双相躁狂患者发生抑郁，提示乙酰胆碱（ACh）对心境的稳定有着重要作用。

抑郁症与心理社会环境因素有什么关系?

采用单一遗传因素显然无法满意地解释情感障碍尤其是抑郁症的病因。即使遗传因素在其发病中起重要作用,环境因素的诱发乃至致病作用依然不容忽视。一般认为,遗传因素在情感障碍发生中可能导致一种易感素质,例如某种神经递质系统或其他生理功能的不稳定,而具有这种易感素质的人在一定的环境因素的促发下发病。易感素质并非全或无的存在,而是呈现一种过渡状态。较为易感的人在较轻的环境因素影响下即可能发病;而较不易感的人在较重大的环境因素影响仍可能发病。当然,易感素质并不一定完全来自遗传,早年生活经历如童年丧亲经历的影响也是不可忽视的。比较安全的假设是,遗传因素对双相障碍影响较大,而环境因素对抑郁症的发生作用更重要。

不利的社会环境对于抑郁障碍的发生有重要影响,这些不利的环境可以归纳为:①婚姻状况:婚姻状况的不满意是发生抑郁的重要危险因素,离异或分居或丧偶的个体发生抑郁症的危险性明显高于婚姻状况良好者,其中男性更为突出;②经济状况:低经济收入家庭中的主要成员易患抑郁症;③生活事件:重大的突发或持续时间在2~3个月以上的生活事件对个体抑郁症的发生构成重要的影响,重大的生活事件如亲人死亡或失恋等情况可以作为导致抑郁障碍的直接因素。

抑郁症发病与社会、经济状况及文化程度有哪些关系?

据西方国家调查,低社会阶层比高阶层患抑郁症的危险高2倍;社会及经济状况好的人群双相障碍的患病率高于平均值;郊区比城镇更多见抑郁症。

另有报道,抑郁症在"白骨精"(白领、骨干、精英)中发生尤为常见(详见本书"常识篇"中"历年名人罹患抑郁症,自杀知多少?")。但也有报道抑郁症与社会、经济状况没有关系。

近年来，国内外学者普遍能接受的观点：抑郁症影响每一个人。

抑郁症发病与生活事件和应激有哪些关系？

临床观察发现，人们在经历可能危及生命的生活事件后6个月内，抑郁症发病危险系数增加6倍，认为生活事件在抑郁症发病中发挥"扳机作用"，并指出负性生活事件，如丧偶、离婚、婚姻不和谐、失业、严重躯体疾病等均可导致抑郁的发生，其中丧偶是与抑郁症关系最密切的应激源。

在抑郁症等情感障碍发作前常常会存在应激性生活事件。在首次发作前出现应激事件的概率更高，无论单相或双相障碍都是如此。一种解释是，发生于首次发作前的应激性生活事件会在患者身上产生导致脑生理活动的持久性改变。这种持久性改变可能会改变一些神经递质系统以及细胞内信使系统的功能状态，还可能出现神经元的丧失和突触体的减少等组织结构上的改变。这样就使患者处于一种高危状态，此后的发作可能不需要明显的应激事件也可能发生。对于应激事件在抑郁症发生上的地位有不同的解释。有人认为它是病因性的，直接导致抑郁症的发生；另一些人则认为这种事件只是促发了一种潜在的状态，使之提前发作而已。采用上述的易感素质-环境因素过渡状态理论可能更容易理解生活事件的作用。

抑郁症的发生与人格因素有关吗？

人格特征中具有较为明显的焦虑、强迫、冲动等特质的个体易发生抑郁障碍。具体表现为过分疑虑及谨慎，对细节、规则、条目、秩序或表格过分关注，力求完美；道德感过强，谨小慎微；过分看重工作成效而不顾乐趣和人际交往；过分拘泥于社会习俗，刻板和固执；或表现为持续和泛化的紧张感与忧虑；或在社交场合过分担心会被别人指责或拒绝；或在生活风格上有许多限制；或回避那些与人密切交往的社交或职业活动；等等。

抑郁症的发生与儿童期的经历有联系吗？

精神分析学说认为，儿童期的不良经历往往构成成年期发生抑郁障碍的重要危险因素。调查发现，以下一些经历与成年后患抑郁症关系密切。

（1）儿童期双亲的丧亡，尤其是在学龄前期。

（2）儿童期缺乏双亲的关爱（例如在儿童期由于父母的关系不融洽、父母分居两地、由于父母的工作或其他原因使儿童本人长期寄养在祖父母处或全托幼儿园或寄读学校等）。

（3）儿童期受到虐待，特别是性虐待。

（4）儿童期的其他不良经历（如长期生活于相对封闭的环境、父母过分严厉、无法进行正常的社会交往等）。

哪些躯体疾病与抑郁症的发生关系较密切？

躯体疾病，特别是慢性中枢神经系统疾病或其他慢性躯体疾病可成为抑郁障碍发生的重要危险因素。常见的与抑郁障碍发生相关的躯体疾病有以下一些。

1.恶性肿瘤

恶性肿瘤患者中抑郁障碍的发生率明显高于一般人群，其原因是多方面的。恶性肿瘤对患者的健康和生命所构成的威胁以及患病以后对患者生活质量和社会功能的影响、抗肿瘤药物的不良反应、手术治疗所致的躯体残缺或生活的不便等均可以作为抑郁障碍的重要诱因。

2.代谢性疾病和内分泌疾病

（1）甲状腺疾病　甲状腺功能减退（简称甲减）患者可出现心境低落、思维迟缓、动作缓慢、记忆力下降、注意力不集中、精神萎靡不振、食欲下降、兴趣下降或缺乏、嗜睡等症状，与抑郁障碍相似。甲减患者的思维、情感和行为抑制尤为突出，患者的反应性、警觉性下降，严重者可以出现抑郁性木僵。

（2）糖尿病　糖尿病最常见的精神症状是心境低落，且糖尿病患者人群的自杀或自杀未遂的发生率是一般人群的3倍，因此糖尿病是抑郁障碍发生的重要危险因素之一。在糖尿病患者中所观察到的心境低落有两种情况，一是表现心境低落，但不符合抑郁障碍的诊断标准，心境低落对患者的心理及生理影响不大；二是心境低落及相关症状对患者的心理社会功能构成明显的影响，符合抑郁障碍的诊断标准。

糖尿病患者容易发生抑郁障碍主要原因为：①糖尿病相关的饮食限制、增加的自我护理工作量给患者生活带来诸多不便；②患者对可能出现的躯体脏器的损害和并发症过分担心；③糖尿病造成的躯体脏器损害；④糖尿病的某些病理生理改变容易导致抑郁情绪的产生，包括血糖紊乱和神经内分泌的异常。

3.心血管疾病

冠状动脉粥样硬化性心脏病和风湿性心脏病均可作为产生抑郁障碍的危险因素。部分患者可表现出情绪低落、注意力不集中、记忆力下降、睡眠障碍等；还有的患者可出现疑病观念等。同时，抑郁情绪又会对冠心病的发生发展产生负性影响，包括增加急性心肌梗死患者的死亡率。

4.神经系统疾病

帕金森病、癫痫等疾病均容易伴发抑郁。调查表明癫痫患者的抑郁障碍发生率明显高于一般人群，自杀的发生率为一般人群的5倍。最容易出现抑郁的癫痫亚型为强直阵挛发作和复杂部分发作。导致抑郁产生的原因可能有3个方面，一是由于疾病所造成的社会功能受损、生活质量的下降以及社会的偏见所带来的心理问题；二是某些抗癫痫药物、抗帕金森病药物的影响；三是可能存在的共同的神经生物学机制的作用。

精神活性物质的滥用和依赖会引发抑郁症吗？

精神活性物质的使用和戒断都可成为抑郁障碍的危险因素，这些物质包括阿片类物质、中枢兴奋剂、致幻剂、酒精、镇静催眠药物等。由于酒精使用（饮酒、酗酒）相当普遍，应予特别关注。调查发现，长期饮酒者有50%或以上的个体有抑郁障碍。酒精和抑郁障碍的关系在不同的个体有不同的情况，有的个体是在有饮酒史以前已经存在抑郁，但长期饮酒以后使抑郁更加明显；而对于有的个体来说，是酒依赖出现以后才出现明显的抑郁障碍，因此酒精和抑郁之间的因果关系很难简单界定，但在临床上发现嗜酒往往和抑郁障碍相伴随。此外，其他精神活性物质如阿片类物质和抑郁障碍的关系也与酒精相类似。

哪些降血压药物可能引发抑郁症？

某些药物也是引发抑郁症的一个不可忽视的重要因素，而由药物引起的抑郁症就称为药源性抑郁症。

临床实践中发现，高血压患者（尤其是老年人）在持久使用复方利舍平片（原名复方降压片）后出现情绪抑郁。复方利舍平片中的主要成分利舍平，是从一种叫萝芙木的植物中提取的生物碱。其实，早在20世纪50年代就有报告利舍平能引起抑郁，后来发现与利舍平同类的萝芙木碱制剂降压灵、降压平等也可引起抑郁。有报道使用0.25mg小剂量的利舍平或萝芙木碱亦可致抑郁，说明此类药物易致抑郁，更严重的是患者可因服用利舍平致抑郁自杀。除复方利舍平片外，含有利舍平的复方制剂还有安达血平片、新降片、降压静片、脉舒静片、复方降压平片等。其他降压药如胍乙啶、肼苯哒嗪、普拉洛尔、普萘洛尔、美加明、甲基多巴等亦可引起抑郁。

除了降压药外，还有哪些药物也可引起不同程度的抑郁？

除了降压药，还有以下药物也可引起不同程度的抑郁。

（1）抗厌氧菌药甲硝唑（灭滴灵）。

（2）抗结核药异烟肼（雷米封）。

（3）抗心律失常药双异丙吡胺（达舒平）、心律平、利多卡因、普萘洛尔等，强心药洋地黄。

（4）抗癫痫药卡丙戊酸钠、苯妥英钠、卡马西平。

（5）抗帕金森病药左旋多巴、金刚烷胺。

（6）解热镇痛药布洛芬、吲哚美辛。

（7）胃肠功能调节药甲氰咪胍（西咪替丁）、甲氧氯普胺。

（8）抗精神失常药氯丙嗪。

（9）催眠药地西泮以及口服避孕药等。

（10）糖皮质激素（如泼尼松）等。

这些药物在使用常规治疗量时就可造成部分患者出现抑郁障碍，或使原有的抑郁加重。

（11）近年有研究发现，长期化疗的癌症患者发生的抑郁症与化疗药物有关，研究认为肿瘤化疗药物用后是否会发生抑郁症，与患者的个体素质、有无精神病家族史有关，也与所用药物及用药时间的长短有关。

（12）美国食品与药品管理局（FDA）的一项研究表明，在每100名服用抗抑郁药品的青少年中，有2~3人可能会面临自杀倾向增强的风险。这除了疾病的本身症状外，药物的作用不容忽视。专家提请注意：特别是初次服用抗抑郁药的头2周内，要密切关注患者的情绪，特别要严防患者自杀。

我国原国家食品药品监督管理总局2008年7月8日上午通报说抗抑郁药可能增加儿童、青少年及25岁以下成年人自杀的风险，尤其是在抗抑郁药治疗的头几个月。

美国FDA为什么要求所有抗抑郁症药物加注警告？

美国食品与药品管理局（FDA）2007年5月2日发出公告，要求所有在美销售抗抑郁症药物的生产商更新药品标签，加注警告提醒18岁至24岁成年人服用抗抑郁症药物最初一段时间自杀倾向会增加。

这一新内容被要求加在药品标签的"加框警告"中，"加框警告"是美药管局要求的最为严重的一类药品警告。

"抗抑郁症药物使许多患者受益，但重要的是，医生和患者要清楚它们的危险性。"美药管局在声明中说。

美药管局之所以做出这一要求，是因为多个研究表明，对不少18岁至24岁抑郁症患者来说，在服用药物的最初阶段（通常是用药的最初一两个月），出现自杀想法以及自杀行为的危险性会"略有上升"。

此前，美药管局已要求抗抑郁症药物针对儿童和青少年加注类似的警告。

这次，美药管局在声明中也要求在标签中同时注明，目前医学研究并没有发现，24岁以上成年人用药后自杀倾向会增加，65岁以上老年人用药后自杀倾向会减少。

美药管局说，以上标签更新要求适用于所有类别的抗抑郁症药物，药品生产商必须在自即日起30天内向药管局提交修订后的药品标签。

药源性抑郁症一般有哪些特点？

药物引起的药源性抑郁症一般有以下特点。

（1）既往有情感性疾病史者容易患病。

（2）出现抑郁症前患者大多有静坐不安、心神不宁等锥体外系反应。

（3）患者常有一种"讲不清楚的难过"，常表现为情绪不稳、波动性焦虑、烦躁，对事物缺乏兴趣爱好和自信心，精力下降，睡眠障碍，严重者可导致自杀。

（4）抑郁症状出现的时间可在用药后不久，多数在用药后数日至 2 年之内发生，且用药量越大越易发生抑郁，减量使用或停药后，抑郁症状可逐渐缓解，再次使用该药又可诱发抑郁。

总之，药源性抑郁症带有一定的隐匿性，患者用药后若出现相关抑郁症状，应加以注意，及时停药观察，必要时到医院就诊，在医生的指导下调整用药，以缓解抑郁症状，避免意外事件发生。

心境障碍与哪些神经内分泌功能失调有关？

近年来大量研究资料证实某些内分泌改变与心境障碍有关。

（1）下丘脑-垂体-肾上腺轴（HPA） 通过监测血浆皮质醇含量及24小时尿17-羟皮质类固醇的水平发现，抑郁症患者血浆皮质醇分泌过多，且分泌昼夜节律也有改变，无晚间自发性皮质醇分泌抑制，提示患者可能有HPA功能障碍。其次，约40%的抑郁症患者地塞米松抑制试验（DST）为阳性。最新研究发现单相精神病性抑郁症和老年抑郁症患者，DST阳性率高于非精神病性抑郁及年轻者。抑郁症患者DST异常是比较稳定的，往往随临床症状缓解而恢复正常。有研究还发现，重症抑郁症患者脑脊液中促皮质激素释放激素（CRH）含量增加，认为HPA异常的基础是CRH分泌过多。

（2）下丘脑-垂体-甲状腺轴（HPT） 研究发现抑郁症患者血浆甲状腺释放激素（TSH）显著降低，游离T_4显著增加，患者对抗抑郁药反应可能与游离T_4下降有关。25%~70%抑郁症患者TSH对促甲状腺释放激素（TRH）的反应迟钝，TSH反应随抑郁症状缓解而趋于正常。TSH反应迟钝的患者预示对抗抑郁药治疗效应好。

（3）下丘脑-垂体-生长素轴（HPGH） 研究发现抑郁症患者生长素（GH）系统对可乐定刺激反应存在异常，明显低于正常对照。有人还发现抑郁症患者GH对去甲米帕明的反应降低，部分抑郁症患者GH对胰岛素的反应降低，在双相抑郁及精神病性抑郁患者中更为明显。但抑郁症患者GH调节异常的机制尚未阐明。

有罹患抑郁症的危险因素，一定会发生抑郁症吗？

不一定。同样生活在一个屋檐下，在兄弟姊妹中有人患抑郁症，其他兄妹等只是患抑郁症的概率高一点而已，不一定都会患抑郁症。因为引发抑郁症的原因是多方面的。需注意的是，危险因素在许多情况下是共同发挥作用的，例如影响婚姻状况的因素中除了不可抗拒的外界因素外，个体的人格特点也往往影响婚姻关系。在考察抑郁障碍的危险因素时，应具体分析特殊个体存在的问题。证据表明，阳性家族史、生活事件、人格缺陷等因素的联合作用可使个体发生抑郁障碍的危险显著增高。

抑郁症发病与性别有什么关系？

根据流行病学调查，女性抑郁症的患病率几乎是男性的2倍。性别差异的原因可能与性激素、男女心理社会应激以及对付应激的行为模式的不同有关。女性较男性生活更为艰难，遇到的应激事件更多，常处于负性生活事件体验之中，又缺乏有效的应付对策。另外，妇女分娩后由于内分泌的影响也容易引起抑郁发作，故女性抑郁症的患病率较高，但自杀死亡率低。男性患病率低，自杀死亡率高。双相障碍的患病率男、女几乎相等。

抑郁症发病与年龄有什么关系？

根据临床资料的统计，心境障碍的发病年龄为21~50岁。双相情感性精神障碍发病年龄比抑郁症早。双相障碍的发病年龄为5~50岁，平均30岁；抑郁症的平均发病年龄为40岁。新近的流行病学资料提示，抑郁症在20岁以下的人口中有所上升，可能与该年龄组酒精和物质滥用的增加有关。

抑郁症发病与种族有什么关系？

种族间心境障碍患病率无明显差别。但有报道美国（1994年）抑郁发作时的患病率，白人较黑人为高。

抑郁障碍对患者的生活质量和社会交往造成哪些影响？

抑郁障碍可显著影响个体的身心健康、社会交往、职业能力及躯体活动。抑郁障碍患者与无抑郁障碍者相比，前者对自身总体健康状况的评价较低，躯体功能受限程度严重。评估抑郁症患者社会功能的2项为期16年的随访研究显示，有25%和11%的患者存在躯体及社会功能的减退。抑郁障碍相关的心理社会功能损害包括不能上班、工作能力下降、婚姻不和谐以及亲子关系问题等。

最重要的是，抑郁障碍患者的自杀、自伤，甚至杀害亲人的危险性增高，2/3抑郁症患者曾有自杀想法与行为，15%~25%抑郁症患者最终自杀成功。自杀在青年及老年人中发生率较高，认为可能与酒精和药物滥用率的增加有关。目前研究证实，自杀死亡者中90%~93%的患者死前至少符合一种或多种精神障碍的诊断，其中主要是抑郁症，占全部自杀患者的50%~70%。美国的资料显示，抑郁症人群中的年自杀率为83.3/10万，它是一般人群自杀率（11.2/10万）的8倍；中国的年自杀率已达22.2/10万（1993年），并且农村自杀率高于城市3~4倍，尤其是农村年轻女性的自杀率达40/10万~55/10万，其中相当部分系抑郁障碍所致。国内的一项研究，对571例自杀死亡者作心理解剖，发现63%有精神疾病，40%为抑郁症（Phillips，2002年）。

在抑郁症的患者中，哪些年龄段的人更容易出现自杀？

自杀是有意识的以结束自己生命为目的的行为，结果是造成个体的死亡。自杀是抑郁症的常见症状之一，是导致抑郁症患者死亡的主要原因。中国的自杀率目前为22.2/10万人，和抑郁障碍有关者占自杀者的40%~70%。如果只是想到自杀，没有任何行为，这种情况称为自杀意念，有自杀意念的患者常常陷入生与死之间的极度矛盾状态中。如果患者不仅有自杀念头，且已尝试着采取自杀行动，但未造成患者死亡的后果，临床上称为自杀未遂。出现自杀未遂是一个极其危险的信号，应予高度重视并采取相应的干预措施。如果患者采取自杀行动，且后果业已导致当事人死亡，则临床上称为成功自杀。有自杀未遂历史，特别是有多次自杀未遂历史的个体再次自杀的成功率明显提高，预后不良，应特别注意，同时也应让亲属知情。

处于青春期和老年期两个年龄组的个体容易出现自杀，在青春期出现自杀未遂的情况较多，而老年期自杀成功率较高。因此以上两个年龄组成为自杀的高危人群。

症状篇

情绪和情感如何区分？

情感（affect）及情绪（emotion）在精神医学中常作为同义词，是指个体对客观事物的态度和因之而产生的相应的内心体验。情感活动随着社会的发展，由原始的、低级的情感逐渐发展成为复杂、高级的情感，原始情感常与本能欲望有关，而高级情感是人类特有的。"情感"与"情绪"二词虽然常常通用，但有区别。情绪与人的自然性需要相联系，具有情景性、暂时性和明显的外部表现；情感则与人的社会性需要相联系，具有稳定性、持久性，不一定有明显的外部表现。情感的产生伴随着情绪反应，而情绪的变化也受情感的控制。通常那种能满足人的某种需要的对象，会引起肯定的情绪体验，如满意、喜悦、愉快等；反之则引起否定的情绪体验，如不满意、忧愁、恐惧等。情感与情绪各自有特定的含义，但是这种区分是相对的，在人类体现的情绪和情感是统一在人的社会性本质之中。

什么是心境障碍的临床表现？

心境障碍，又称情感性精神障碍，是指以心境显著而持久的改变——高涨或低落为基本临床表现的一组疾病，伴有相应的思维和行为改变，有反复发作的倾向，间歇期基本缓解。发作较轻者未必达到精神病的程度。本病发作可表现为躁狂相或抑郁相。

躁狂相主要以情绪高涨、容易激惹、夸大等为主。与所处的境遇不相称，可兴高采烈、兴奋不安、自我评价过高、激越，甚至发生意识障碍，严重者可出现与心境协调或不协调的幻觉、妄想等精神病性症状。后者以情绪低落为主要特征，伴对日常生活丧失兴趣、精力减退、精神运动性迟滞、自卑、自责甚至自罪、思维迟缓、言语少、食欲下降、性欲减退、失眠等，可以闷闷不乐到悲痛欲绝，甚至发生木僵状态，严重者可出现幻觉、妄想等精神病性症状，个别病例中焦虑和运动性激越比抑郁更显著。一般预后较好，少数病程迁延，经久不愈。

抑郁发作的症状有哪些？

抑郁发作（抑郁症）临床上是以情感低落、思维迟缓、意志活动减退和躯体症状为主。

（1）情感低落　主要表现为显著而持久的情感低落、抑郁悲观。患者终日忧心忡忡、郁郁寡欢、愁眉苦脸、长吁短叹。

（2）思维迟缓　患者思维联想速度缓慢，反应迟钝，思路闭塞，自觉"脑子好像是生了锈的机器""脑子像涂了一层浆糊一样开不动了"。抑郁发作时，言语减少，语速明显减慢，声音低沉，患者感到脑子不能用了，思考问题困难，工作和学习能力下降。

（3）意志活动减退　患者意志活动呈显著持久的抑制。行为缓慢，生活被动、疏懒，不想做事，不愿和周围人接触交往，常独坐一旁，或整日卧床，不想去上班，不愿外出，不愿参加平常喜欢的活动和业余爱好，常闭门独居、疏远亲友、回避社交。严重抑郁发作的患者常伴有消极自杀的观念或行为。

（4）躯体症状　很常见，主要有睡眠障碍、食欲减退、体重下降、性欲减退、便秘、身体任何部位的疼痛、阳痿、闭经、乏力等。躯体不适主诉可涉及各脏器。

（5）其他　抑郁发作时也可出现人格解体、现实解体及强迫症状。抑郁发作临床表现较轻者称之为轻度抑郁。主要表现情感低落、兴趣和愉快感的丧失、易疲劳，自觉日常工作能力及社交能力有所下降，不会出现幻觉和妄想等精神病性症状，但临床症状较环性心境障碍和恶劣心境为重。

【典型病例】

某某，女，28岁。话少流泪、整天唉声叹气4个月。本次病程4个月，神情呆滞，说话逐渐减少，活动也比以前减少，不愿出门，在家唉声叹气，有时独自流泪，家人问及时偶尔低声回答，说脑子没用了、想事情想不出来了、病治不好了、自己做错事、有罪、应该死。以前喜欢看的电视连续剧也不感兴趣了。称胃口差，每天只吃一顿，体重明显下降，睡眠减少，早上3~4点钟即醒来。就诊时，由家人搀扶入室，低着头，愁眉不展，问多答少，声音低沉缓慢，或点头、摇头示意。谈到病情时，流着泪说："我该死，我不应该拿国家的钱，我应该死。"诊断：抑郁症。

什么是抑郁症的核心症状？

抑郁症的核心症状包括心境或情绪低落、兴趣缺乏以及乐趣丧失。这是抑郁的关键症状，诊断抑郁状态时至少应包括此三种症状中的一个。

情绪低落患者体验到情绪低或悲伤。情绪的基调是低沉、灰暗的。患者常常诉说自己心情不好，高兴不起来。抑郁症的悲观或悲伤情绪与丧亲所致的悲哀是有区别的，患者通常会感到绝望、无助与无用。这就是在抑郁症诊断中常提到的"抑郁的特殊性质"，它是"内源性"和"反应性"抑郁的关键区别点之一。而兴趣缺乏是指患者对各种以前喜爱的活动缺乏兴趣，如业余爱好、文娱及体育活动等。典型者对任何事物都缺乏兴趣，离群独居，回避一切社交。乐趣丧失是指患者无法从生活中体验到乐趣，或快感缺乏。

以上三主征可以在一个患者身上同时出现，且相互联系、互为因果。临床上也有不少病例只以其中某一二种症状突出。有的患者不认为自己心境或情绪不好，只是对周围事物不感兴趣。有些抑郁症患者有时可以在百无聊赖的情况下参加一些活动，主要是由自己单独参与的活动，如看书、看电影、电视、从事体育活动等，因此表面看来患者的兴趣仍存在，但进一步询问可以发现患者无法在这些活动中获得乐趣，从事这些活动主要目的是为了消磨时间，或希望能从悲观失望中摆脱出来，这就是以上所述乐趣丧失或快感缺乏。

什么是抑郁症的心理学症状？

抑郁发作包含核心症状、心理学症状及躯体症状（生物学症状）。心理学症状又称伴随症状，如焦虑、自责自罪、精神病性症状、认知症状以及自杀观念和行为，自知力障碍，精神运动性症状如精神运动性兴奋、精神运动性激越、精神运动性迟滞。抑郁症最常伴有的症状为焦虑、惊恐发作，其次为强迫症状和疑病症状，此外，人格解体、现实解体、癔症样症状也较为常见。

什么是抑郁症的躯体症状？

躯体症状又称生物学症状，包括睡眠紊乱、乏力或精力减退、食欲下降、性功能减退、体重下降、便秘、全身疼痛不适等非特异性躯体症状。

（1）睡眠紊乱 是抑郁症患者最常出现的生物学症状之一，可表现为入睡困难、睡眠浅、早醒等，而早醒最为常见，具有特征性的意义。有些患者会有睡眠感的缺失，即同宿的人认为他睡得很好，但患者本人却认为自己一点也没有睡着，临床上称之为主观性失眠。这些患者对催眠药又常无效，最后可能会因绝望而自杀。少数患者也可能出现睡眠过多。

（2）食欲减退 发生率约为70%。轻者表现为食不甘味，但进食量不一定出现明显减少，此时患者体重改变在一段时间内可能不明显；重者则完全丧失进食的欲望，体重明显下降，甚至导致营养不良。这可能与胃肠蠕动受抑制有关，因此便秘也是常见的症状。食欲下降和体重减轻有时不一定成比例，临床上有些患者可能出现食欲增强和体重增加。

（3）性功能减退 抑郁症患者普遍有性欲减退的情况，这与情绪低落是一致的。可以是性欲的减退乃至完全丧失。有些患者勉强维持有性行为，但无法从中体验到乐趣。性欲减退可以引起夫妻感情问题，而这一问题又会加重抑郁症状。女性患者在抑郁发作期可能还会出现闭经。在闭经的患者中，有时月经的恢复常预示着抑郁症即将好转。

（4）精力减退 主要表现为无精打采，疲乏无力，懒惰，不愿见人。有时与精神运动性迟滞相伴随。

（5）晨重夜轻 即情绪在晨间加重。患者清晨一睁眼，就在为新的一天担忧，不能自拔。在下午和晚间则有所减轻。此症状是"内源性抑郁症"

的典型表现之一。有些心因性抑郁症患者的症状则可能在下午或晚间加重，与之恰恰相反。

（6）抑郁症患者的非特异性躯体症状　包括头晕头痛、胸闷心慌、身体任何部位的疼痛、麻木、肌肉跳动或抽动、心慌气短乃至胸前区疼痛、尿频、尿急等。一部分患者可以此类症状作为主诉，反复就诊于综合性医院，被诊断为自主神经功能紊乱。

什么是抑郁症的"三低"？

既往曾将抑郁发作的表现概括地称为"三低"症状，分别为情绪低落、思维迟钝和动作减少。

（1）情绪低落　这是抑郁症的中心症状，表现为感觉不愉快、悲伤、无望等。即使患者否认有抑郁，旁观者往往也能从患者的表情和行为等方面发现患者的低落情绪。

（2）思维迟钝　患者感觉自己的思维反应变慢、脑子迟钝了，觉得脑子像是锈住了，开动不起来，学习或工作的效率明显下降；与抑郁症患者交谈时患者往往表现为语速慢、语音低、语量少，应答迟钝，或简单地回答"不知道""没有想"。但患者有时对与其抑郁情绪相协调的想法却不一定迟钝，例如听到别人哭，会马上说"这是我的罪孽引起的"。想要自杀的患者也会有周密的计划，并能抓住时机行动，因此在这方面也不表现迟钝。

（3）动作减少　主要是指动作尤其手势动作减少，行动缓慢；少数抑郁状态严重者，可缄默不语、不食不动、卧床不起，称抑郁性木僵状态。但有自杀观念的患者在采取行动时却可能出人意料地快。

以上这3种症状是典型的重度抑郁症的症状，但不是所有的抑郁症患者都表现"三低"症状，甚至并非出现于多数抑郁发作中，因此目前已很少采用"三低"的阐述。这是从它的表现上来说。另外，从抑郁症的发病特点上来说，抑郁症也具有"三高""三低"的特点，即"三高"指高患病率、高复发率和高死亡率；"三低"指低识别率、低治疗率和低治愈率。

何为抑郁症症状的"四自"？

抑郁症的"四自"是指自卑、自责、自罪、自杀。抑郁症患者常常低估自己的能力，觉得自己各方面不如人，对自己的能力、品质评价过低，同时可伴有一些特殊的情绪体现，诸如害羞、不安、内疚、忧郁、失望等，这就是所谓的自卑表现。

抑郁症患者时常会很自责，对自己微不足道的过错加以夸大，认为自己的一些作为让别人感到失望，自己的患病给家庭、社会带来巨大的负担。而这种自责严重时患者会对自己的过失达到妄想的程度，而形成自罪感。患者会毫无依据地认为自己犯了严重错误和罪行，给国家和他人遭受了不可弥补的损失，可无中生有地历数自己的罪状，或尽力搜集以前所做的不当的小事，夸大成罪，自认为应受到惩罚、应该进监狱，甚至自杀。自杀念头和行为会随着症状加重而日趋强烈，患者感到生活是负担，人生不值得留恋，千方百计想了结此生、求得解脱，最终有10%~15%的患者会自杀成功。

何为抑郁症症状的"五征"？

抑郁症临床表现的特点还可用"五征"来概括，即"懒、呆、变、忧、虑"，一般症状符合得越多，诊断正率越高。如果这"五征"再加上有顽固性长期失眠，则对抑郁症确诊的符合率达到90%以上。

"懒"是指什么事情都不想干，学习、工作、家务等都不感兴趣了，所有事情能免则免，也懒得外出游玩，终日喜欢坐着发呆或躺在床上。抑郁症患者常可无理由地渐渐变得疲乏无力，自觉懒散无能，甚至连简单的日常生活、工作、学习都懒于应对。这便是抑郁症患者典型表现之一：懒。

"呆"是指记忆力减退，反应迟钝，不愿意和周围人交流，时常呈现木讷样表现，对于别人的提问经常回答"我不知道""我不会"。这便是抑郁症"呆"的表现，常常不一定存在智力问题，只是因患者不欲交流，表情木讷而给人一种"呆"的表象。动作减少，行动呆木，被动，思维迟钝，构思困难，记忆力和注意力下降，理解力和脑功能明显减退，此为抑郁症特征表现之一：呆。有人也称之为"假性痴呆"。

"变"是指患者常抱怨自己身体不适、乏力酸软、头痛、头重脚轻、睡不好觉、几时休息在家后也不见好转，情绪异常低落，不愿和家人交流，也不出屋，食欲减退。此例患者患病前后有明显的情绪及性格改变，这也是抑郁症突出表现之一。抑郁症患者常常会性格明显改变，得病前后判若两人，体力和脑力大不如以前，亲情也变得很冷淡，家属常常抱怨他像变了个人似的。

"忧"是指忧郁悲观、意志消沉，无信心和活力，有万念俱灰之感，心情压抑、沮丧、忧愁，说不完的苦闷。患者有食欲差、消瘦、性欲低下和众多的身体不适感，整天胡思乱想各种苦恼失望的事情，无法排除，会产生强烈的"生不如死"的消极自杀念头和言行。

"虑"表现为多思多虑、焦虑不安、胡思乱想、坐立不宁，或是一筹莫展，常常自责，且自卑，多数患者犹如焦虑症。患者躯体及神经系统检查无明显异常。

是不是有了以上症状，就是患上了抑郁症了呢？

如果出现以上的"三低""四自"或"五征"，要及时就诊，有专科医院确诊或排除是否患了抑郁症。目前，国内精神卫生领域，一般按照《中国精神疾病分类及诊断标准》，目前为第三版，简称为CCMD-3。

国际上广泛采用世界卫生组织公布的《疾病及有关健康问题的国际分类》（ICD），简称国际疾病分类，目前已出版到第10版（1992年），简称ICD-10。

在ICD-10中，抑郁发作是指首次发作的抑郁症和复发的抑郁症，不包括双相抑郁。患者通常具有心境低落、兴趣和愉快感丧失、精力不济或疲劳感等典型症状。其他常见症状是：①集中注意和注意的能力降低；②自我评价降低；③自罪观念和无价值感（即使在轻度发作中也有）；④认为前途暗淡悲观；⑤自伤或自杀的观念或行为；⑥睡眠障碍；⑦食欲下降。病程持续至少2周。

国际标准中，有没有对轻度、中度和重度抑郁作具体规定？

根据抑郁发作的严重程度，将其分为轻度、中度和重度三种类型。

轻度抑郁是指具有至少2条典型症状，再加上至少2条其他症状，且患者的日常的工作和社交活动有一定困难，患者的社会功能受到影响。

中度抑郁是指具有至少2条典型症状，再加上至少3条（最好4条）其他症状，且患者工作、社交或家务活动有相当困难。

重度抑郁是指3条典型症状都应存在，并加上至少4条其他症状，其中某些症状应达到严重的程度；症状极为严重或起病非常急骤时，依据不足2周的病程作出诊断也是合理的。除了在极有限的范围内，几乎不可能继续进行社交、工作或家务活动。作出诊断前，应明确排除器质性精神障碍，或精神活性物质和非成瘾物质所致的继发性抑郁障碍。

如果有了典型的症状，怎么办？

需要及时就诊，应该去大型的精神卫生中心。心理咨询师在门诊遇到抑郁症患者，一定要及时转介到各专业的精神卫生机构，并及时告知家人以确保患者生命安全。家人、邻居、同事都要关爱患者，提供心理援助。

抑郁症可伴有哪些精神病性症状？

抑郁症患者严重时可出现精神病性症状，主要是妄想或幻觉。内容与抑郁状态协调的称为与心境相协调的妄想或幻觉，如罪恶妄想、贫穷妄想、无价值妄想、虚无妄想或否定妄想、疑病妄想、灾难妄想、嘲弄性或谴责性的听幻觉等；而将内容与抑郁心境不协调的称为与心境不协调的妄想，如被害或自我援引妄想、没有情感色彩的幻听等。这些妄想一般不具有精神分裂症妄想的特征，如原发性、荒谬性等特点。

什么是Cotard综合征？

Cotard综合征又称虚无妄想综合征，是以虚无妄想和否定妄想为核心症状的综合征，由Cotard（1880年）首次加以描述，后人称之为Cotard综合征。它是指患者感觉到自身内部器官或身体的某一部分和外部现实世界发生了变化，部分不存在了，严重的患者会坚信自身和外部世界都已经不存在了。Cotard综合征最常见于抑郁症，抑郁症患者情绪低落、思维缓慢，患者在此基础上出现非真实感、虚无妄想。患者会诉说周围事物似乎是"不真实的""不自然的""感觉没有了"，严重时否定自己和周围世界的存在。Cotard综合征也常见于精神分裂症、麻痹性痴呆等病。

什么是抑郁性木僵？

抑郁性木僵常由急性严重抑郁引起的，患者因情绪低落首先自感肢体笨重、无力抬举，但肌张力正常；继而出现不言、不食、唾液及大小便潴留，整日卧床，缺乏要求和主动行动，对外界刺激难有反应；患者在外来的鼓励及主观努力下，木僵状态可能有所减轻；症状常昼重夜轻，此与外界刺激多少有关，患者的面部表情反映出内心痛苦的体验，在木僵之前、之中及之后尚有抑郁情绪表现，患者的表情或姿势与其内心体验是一致的；瞳孔散大与缩小交替出现，光线刺激瞳孔时，表现出灵活的瞳孔反应；木僵的解除是缓慢的，故与紧张性木僵不同。在木僵缓解过程中，患者常有严重自杀观念及行为。见于抑郁症，也见于双相障碍抑郁型。

什么是精神运动性迟滞？

精神运动性迟滞一般出现于"内源性抑郁症"，患者在心理上表现为思维发动的迟缓和思维流的缓慢。患者常常将之表述为"脑子好像生了锈""脑子像是没有上润滑油"，同时会伴有注意力和记忆力的下降。在行为上表现为运动迟缓、工作效率下降，因此不愿上班、不愿外出，回避社交或离群独居。生活懒散，不食不动。达到木僵的程度，则称为"抑郁性木僵"。

什么是精神运动性激越？

精神运动性激越与精神运动性迟滞相反，患者脑中反复思考一些没有目的的事情，思维内容无条理，大脑持续处于紧张状态。但由于无法集中注意来思考一个中心议题，因此思维效率下降，无法进行创造性思考。在行为上则表现为烦躁不安、紧张激越，有时不能控制自己的行为，但又不知道自己为何烦躁，因此患者可能惶惶不可终日。临床上易误诊为焦虑症，但仔细地检查会发现这类患者精神状况的主线还是以抑郁为主。

抑郁症有哪些非典型症状？

抑郁症的非典型症状又称非特异性症状，主要表现为反复或持续出现各种躯体不适和自主神经系统症状，如头疼、头晕、心悸、胸闷、气短、心前区疼痛、四肢麻木和恶心、呕吐、身体任何部位的疼痛、麻木、跳动抽动、尿频、尿意等症状，患者有抑郁情绪，但患者常否认有抑郁症，认为情绪不好是身体不适所致。因此一般不会主动找精神科医生，而是去其他科室反复就诊。躯体检查及辅助检查往往无阳性表现，易误诊为神经症或其他躯体疾病。对症治疗一般无效，在其他科室医师指导下才肯到精神科求治，经抗抑郁治疗症状一般都能得到改善，故称之为"隐匿性抑郁症"。

抑郁症的非典型抑郁症状还可表现为反向自主神经系统症状，包括焦虑、恐怖、嗜睡（白天也昏昏欲睡）、贪食导致体重增加等。

　　非典型的抑郁症状在男性和女性也可有明显的不同。男性非常容易生气，经常以酒精、药物滥用掩盖抑郁情绪。除了易怒、酗酒、药瘾之外，有的人会表现为工作狂、一点小刺激就抓狂、摔东西、狂赌、冲动行为如开快车，这些症状表面上看是男子气概的表现，其实是使自己、家人或医生受到蒙蔽。许多家庭暴力问题也与抑郁症有关。

什么是混合发作？

　　混合发作指躁狂症状和抑郁症状在一次发作中同时出现，临床上较为少见。通常是在躁狂与抑郁快速转相时发生，例如一个躁狂发作的患者突然转为抑郁，几小时后又再复躁狂，使人得到"混合"的印象。但这种混合状态一般持续时间较短，多数较快转入躁狂相或抑郁相。混合发作时临床上躁狂症状和抑郁症状均不典型，容易误诊为分裂情感性精神病或精神分裂症。

环性心境障碍有哪些特点？

　　环性心境障碍是指情感高涨与低落反复交替出现，但程度较轻，且均不符合躁狂或抑郁发作时的诊断标准。环性心境障碍患者在轻度躁狂发作时表现为十分愉悦、活跃和积极，且在社会活动中会作出一些承诺，但转变为抑郁后，不再乐观自信，而成为痛苦的失败者。随后，可能回到情绪相对正常的时期，或者又转变为轻度的情绪高涨。一般心境相对正常的间歇期可长达数月，其主要特征是持续性心境不稳定。这种心境的波动与生活应激无明显关系，与患者的人格特征有密切关系，过去有人称之为"环性人格"。

恶劣心境障碍有哪些特点？

　　恶劣心境障碍是指一种以持久的心境低落状态为主的轻度抑郁，从不出现躁狂发作。常伴有焦虑、躯体症状和睡眠障碍，患者有求治要求，但无明显的精神运动性抑制，无精神病性症状，生活和社会功能不受严重影响。这种持久的心境低落有感染性，且与自身体验及周围环境协调和谐。焦虑情绪是常伴随的症状，也可有强迫症状。躯体症状有头痛、背痛、四肢痛等慢性疼痛症状，尚有自主神经功能失调症状，如胃部不适、腹泻或便秘等。睡眠障碍以入睡困难、恶梦、睡眠较浅为特点，但无明显早醒、昼夜节律改变及体重减轻等生物学方面改变的症状。此外，这些患者常伴有酒精成瘾、赌博及家庭暴力等。

老年抑郁症有哪些特点？

老年抑郁症除有抑郁心境外，精神运动性迟缓和躯体不适主诉较多。躯体不适主要表现为消化道症状，如食欲减退、腹胀、便秘等，常常纠缠于某一躯体主诉，并容易产生疑病观念，进而发展为疑病、虚无和罪恶妄想。病程较冗长，易发展成为慢性。老年抑郁症患者因思维联想明显迟缓以及记忆力减退，可出现较明显的认知功能损害症状，如计算力、记忆力、理解力和判断能力下降，类似痴呆的表现，这种状态称为抑郁性假性痴呆。此外，老年抑郁症患者因疑病出现明显焦虑，多数患者有突出的焦虑烦躁情绪，有时也可表现为易激惹和敌意、情绪不稳等。

女性抑郁症有哪些特征性表现？

女性较之男性更易患抑郁症，最新的研究表明，某些环境因素，包括精神压力、季节变化和社会地位，使女性比男性产生更多不同的心理效应，因此女性更易患抑郁症。由于雌激素的影响，女性易感于精神压力而促进抑郁症的形成，并且延续的时间也很长；另外，女性对光线的生理反应比男性强得多，抗黑变激素分泌明显增多，特别在冬季昼短夜长的情况下，女性的"冬天抑郁症"发生率明显增高；其次女性血清素处于较男性明显为低的水平，加大了患抑郁症的危险性，而血清素水平的高低又往往与社会地位有关，故而社会地位也是抑郁症的相关因素。现代社会人类进步很快，但与此同时形成的竞争和精神心理压力也越大。女性抑郁症更多伴有焦虑症状、精神运动性激越等。女性抑郁症还常伴有月经紊乱、闭经、便秘等，月经的正常成为抑郁症好转的标志。

经前期综合征有哪些临床表现？

经前期综合征是育龄期妇女在经前出现一系列精神和躯体症状，随月经来潮而消失的一种疾病。临床以经前7~14天出现烦躁易怒、精神紧张、神经过敏、浮肿、腹泻、乳房胀痛等一系列症状，并随月经周期性发作为其特点。

经前期综合征常见于30~40岁的育龄期妇女。典型的临床表现为经前1周开始，症状逐渐加重，至月经来潮前2~3天最为严重，月经来潮后症状突然消失。有些患者的症状持续时间较长，一直延续到月经开始后的3~4天才完全消失。经前期综合征的妇女往往身体上出现多种不适，严重者伴有精神症状，其中以焦虑症状居多，占70%~100%。60%的患者有乳房胀痛或体重增加；45%~50%的患者有低血糖症状；约35%患者有抑郁症状，个别伴有消极念头。经前期综合征的病因目前还不十分清楚，推测与内分泌、大脑内神经递质、前列腺素、遗传、心理社会因素等因素有关。

更年期综合征有哪些临床表现？

更年期综合征指更年期妇女由于卵巢功能减退，垂体功能亢进，分泌过多的促性腺激素，出现精神心理、神经内分泌和代谢等方面的变化，引起各器官系统的症状和体征。更年期综合征的症状主要有以下四个方面。

1.血管运动障碍症状

患者常阵阵发热，或忽冷忽热，出大汗，称为"潮热"，有时伴有头晕，每天可发生几次或几十次，并多在夜间发作。有的妇女甚至出现发闷、气短、心跳加快、血压升高等症状，均由于血管功能失调引起。

2.精神神经系统症状

患者多有情绪不稳、易激动、易紧张、失眠、多梦、记忆力衰退等症状。精神症状主要表现为焦虑、抑郁、偏执和睡眠障碍。

（1）焦虑症状　患者主要表现为终日焦急紧张、心神不定，无对象、无原因的惊恐不安。严重者可见坐立不安、搓手跺脚；并伴有多种自主神经系统症状和躯体不适感。

（2）抑郁症状　表现为情绪低落、缺乏动力、缺乏能力、对事物缺乏兴趣和乐趣、生活无愉快感、感到懒散、思维迟钝、睡眠障碍、忧郁悲观、消极言行等。这些症状有的全部都有，有的部分表现。如果患者的症状严重，持续时间超过2周，应诊断为抑郁症。

（3）偏执症状　不少患者表现为敏感多疑、对人不信任、多思多虑、无事生非、猜疑丛生，这是更年期综合征患者常见的偏执症状。疑病观念、恐癌、对自己的健康有不安全感亦很常见，导致患者不断检查、不断就医、不断治疗。

（4）睡眠障碍　主要表现为入睡困难、睡眠浅、易惊醒和睡眠时间减少。

3.泌尿生殖系统症状

大约40%的绝经后妇女出现应力性尿失禁。绝经期前，月经紊乱是更年期妇女典型症状。生殖器官方面有阴毛及腋毛脱落，性欲衰退，阴道分泌物减少，性交时出现疼痛感。

4.新陈代谢变化引起的症状

（1）肥胖　尤其是腹部及臀部等处脂肪堆积。

（2）关节疼痛　尤其是膝关节疼痛较为明显，为更年期妇女的普遍症状。

（3）骨质疏松　主要表现为腰背痛。

儿童抑郁症有哪些临床表现？

儿童抑郁症的主要特征是情绪低落、思维迟缓、郁郁寡欢、闷闷不乐、无精打采，往往可以出现许多伴随症状。常见的临床表现有以下几点。

（1）情绪症状 目光垂视、呆滞无神，表情冷漠，易激怒，敏感，哭闹，好发脾气，焦躁不安，厌倦，胆小，羞怯，孤独，注意力不集中，易受惊吓，常伴有自责自罪感，认为自己笨拙、愚蠢、丑陋、没有价值，灰心丧气，自暴自弃，唉声叹气，对周围的人和事不感兴趣，退缩，抑制，没有愉快感，等等。

（2）行为症状 多动，攻击别人，害怕去学校，不愿社交，故意回避熟人，不服从管教，冲动，逃学，表达能力差，成绩差，记忆力下降，离家出走，甚至有悲观厌世、自伤、自虐甚至自杀，等等。

（3）躯体症状 睡眠障碍，食欲低下，体重减轻，疲乏无力，胸闷心悸，头痛，胃痛，恶心，呕吐，腹泻，遗尿遗屎，等等。这类情形常容易被误诊为躯体疾病，但是吃了药以后"病"也无好转迹象。

如果家长发现自己的孩子在一段时期内变得行为孤僻、脾气暴躁、不服从管教，或无精打采、疲乏无力；或听老师反映孩子上课时注意力不集中、记忆力减退、对班级活动不感兴趣等，就应怀疑抑郁症的可能，要及早就医，避免不良的后果发生。

儿童抑郁症有哪些非典型症状？

大约16%的患抑郁症的儿童和十几岁的少年，其病证并不符合传统上对抑郁症的定义。所谓非典型症状，是指与成人的抑郁症不相吻合。典型的抑郁症表现为，当令人高兴的事发生时，患者仍然没有积极的反应。除了情绪反应之外，非典型的抑郁症还需包括其他表现，如胃口增加、体重增长、睡眠增加和行动迟缓。例如，典型的抑郁症有普遍失眠的表现，而非典型的抑郁症表现正好相反，这些孩子睡觉的时间比普通孩子更长。有的孩子话多，挑剔，爱发脾气，找茬儿；有的孩子则表现为躯体症状，如无任何征兆突然头痛头晕、腹痛、恶心呕吐；还有的表现攻击行为、自伤、自虐甚至自杀等。

婴儿期抑郁症有哪些特点？

健康的新生儿和父母对视时有眼神的交流；4个月大的健康婴儿会表达高兴的情绪；9个月时，婴儿会与人"交换"微笑。如果在这些方面表现异常，婴儿就可能有患抑郁症的倾向。那些出生后几个月内表现异常且1岁时仍对别人呼唤其名字"无动于衷"的婴儿，患抑郁症的概率极高。

婴儿期抑郁症又称依恋性抑郁，大多发生于出生后6个月以后。患儿首先表现为不停地啼哭、易激惹、四处寻找父母，或面部表情淡漠、退缩、对环境没有兴趣、吃奶差、睡眠减少、体重不增、对疾病抵抗力降低、营养不良等。主要是婴儿原先已与母亲建立了依恋关系，如果早期与母亲分离，便可出现抑郁症状。

学龄前期儿童抑郁症有哪些特点？

学龄前期儿童抑郁症最常见的表现是持续哭泣，食欲明显下降，常常拒绝进食或食量明显减少，活动减少，明显对游戏失去兴趣。患儿易激惹、无缘无故哭闹，社交行为退缩，不愿见人，不愿上幼儿园，对周围事物不感兴趣。这类患儿因进食差、营养不良，常常生长发育迟缓，且容易患病。另外，语言能力较差的儿童减轻压力的唯一方式就是咬、激怒或欺负其同伴，有的孩子在犯错及受到批评后会出现自伤行为，孩子的愤怒可能源于心情压抑，虽然不一定就是患了抑郁症，但可能是抑郁倾向，要引起关注。

学龄期儿童抑郁症有哪些特点？

学龄期儿童抑郁症的临床表现逐步趋向和接近成人，往往表现为长时间抑郁、不愉快，社会交往减少，易激惹，睡眠障碍，夜间梦魇、不安，睡眠减少而日间嗜睡，注意力不集中，记忆减退，学习成绩下降，兴趣减少，自我评价降低，自责自罪，产生消极观念或自伤、自杀行为等。有的学龄期儿童抑郁症表现持续哭泣、食欲明显下降、活动减少，这些儿童可能诉说"累"，有些儿童可能被误认为学习困难；有的儿童在上学前无明显征兆突然叫嚷肚子疼或头疼，甚至恶心、呕吐，但又没有任何外在的症状；另外还会出现与情绪相适应的听幻觉。因此，学习成绩下降、回避上学及各种查不出病因的躯体不适可能就是抑郁的标志。

青春期抑郁症有哪些特点？

青春期由于性的成熟、学习的紧张，神经系统承受的压力更大，尤其是在遇到挫折和烦恼的情况下，神经系统的功能很容易失调，以致发生抑郁症。另外，从儿童期到青春期，身体发生了质的飞跃，而心理意识上还处于幼稚的儿童阶段，对失败、挫折、缺点不能正确地认识，也可促使抑郁症的发生。

青春期抑郁症的症状与成年人基本类似。典型的病例仍然表现是情绪急剧地、长时间地低落，总感觉心里有无穷无尽的烦恼。表情忧伤，说话低沉、语速缓慢，有气无力，有严重的孤独感；有的不爱交际，对任何事物都不感兴趣；心理过程和动作都产生障碍，书看不进去，字写不整齐，感觉做什么也没意思；头痛，胸闷，食欲下降，严重失眠；学习成绩明显下降，还常常产生自卑感、自责自罪，对生活失去信心，甚至产生轻生念头。

青春期抑郁症躯体主诉、绝望、社会退缩、易激惹亦较常见。此外常可出现反社会行为，如吸烟、酗酒、吸毒、犯罪、自杀等。和其他年龄段的儿童对比，抑郁可能是青春期最主要的精神症状，或者是与其他行为、焦虑障碍混合出现。有些患儿表现为更严重的抑郁，如在抑郁情绪背景下的幻听、妄想，经常在这样的抑郁发作后会跟随躁狂发作，而诊断为双相情感障碍。需要注意的是有些早期精神分裂症的患儿也有社会退缩、幻听、妄想和兴趣缺乏，过去许多双相情感障碍的患儿开始都被误诊为精神分裂症。

诊断与鉴别诊断篇

- ◆ 截至2020年，抑郁障碍的诊断标准有哪些?
- ◆ 如何诊断抑郁症?
- ◆ 抑郁症的诊断要点是什么?
- ◆ 抑郁症的诊断标准有哪些?
- ◆ CCMD-3关于抑郁发作的诊断标准是什么?
- ◆ ……

截至2020年，抑郁障碍的诊断标准有哪些？

目前临床依据的抑郁障碍的诊断标准来自于《国际疾病与分类（第10版）》（ICD-10，1992）以及《美国精神障碍诊断统计手册（第5版）》（DSM-5，2013）。ICD和DSM这两大诊断系统对抑郁障碍的分类及描述，总体而言非常接近，都将抑郁障碍作为一个综合征，根据严重程度、病程长短、伴有或不伴有精神病性症状、有无相关原发病因等分为不同亚型。本书第三版主要介绍ICD-10抑郁障碍诊断标准的要点。在ICD-10中，抑郁障碍的诊断标准包括3条核心症状：①心境低落；②兴趣和愉快感丧失；③导致劳累增加和活动减少的精力降低。7条附加症状：①注意力降低；②自我评价和自信降低；③自罪观念和无价值感；④认为前途暗淡悲观；⑤自伤或自杀的观念或行为；⑥睡眠障碍；⑦食欲下降。

ICD-11的分类比较复杂，首先根据抑郁发作次数，分为单次与多次发作；然后可根据其严重程度分为轻度、中度和重度3种类型；此外在中、重度单次、多次抑郁发作中，根据有无精神病性症状进行分类。由于ICD-11目前暂未全面推广应用，所以暂不作介绍。

《中国精神障碍分类与诊断标准（第3版）》（CCMD-3），近年在临床上逐渐淡出，但是目前在法医精神病司法鉴定、咨询心理学等领域，还在应用，特别是在科普讲座等领域，还有较广的应用市场，所以"诊断篇"仍然保留CCMD-3的介绍。

如何诊断抑郁症？

与其他精神和心理疾病一样，抑郁症的诊断目前尚无客观的特异性实验室证据，而是主要根据患者的病史和临床表现判断抑郁症状的主要特征是情绪（心境）低落。它往往还可以出现许多伴随症状，常见的有以下9项症状：①对日常活动丧失兴趣，无愉快感；②精力明显减退，无原因的持续疲乏感；③精神活动性迟滞或激越；④自我评价过低，或自责，或有内疚感，可达妄想程度；⑤联想困难或自觉思考能力显著下降；⑥反复出现想死的念头，或有自杀行为；⑦早醒，或睡眠过多；⑧食欲不振，或体重明显减轻；⑨性欲明显减退。

如果一个人出现情绪低落的同时伴有上述症状中的4项时，就可以确定患者存在抑郁症状了。

有抑郁症状并不能诊断为抑郁症，因为正常人遇到不愉快的事时也会感到忧郁悲伤。据统计，15%~30%成年人一生中某一时期曾出现过抑郁症状或有过抑郁体验，但不一定都是病态。一般来说只有抑郁症状达到一定的严重程度和时程，影响其社会功能或给本人造成痛苦，才算病态。这就是诊断抑郁症必须具备的病程标准和严重程度标准，即抑郁症状持续至少2周，以及由此造成患者社会功能受损，或者给患者造成痛苦或不良后果。最后，诊断抑郁症时还要排除许多其他疾病。这是由于迄今为止还没有一项可靠的实验室指标可用于抑郁症的临床诊断，而抑郁症状却可见于许多疾病，如脑器质性精神障碍、躯体疾病所致精神障碍、精神活性物质与非依赖性物质所致精神障碍以及精神分裂症等，因此，在最后作出抑郁症的诊断之前，必须排除上述疾病。这就需要通过了解患者的病史和生活史，进行全面的体格检查、有关的心理测验、必要的实验室检查（如血生化检查、心电图、B超、神经电生理、神经影像学等）才能排除相关疾病。

总之，临床上并不是简单地根据抑郁情绪、抑郁心境，或者是心里不高兴来诊断抑郁症，而是要全面、系统、综合地分析患者的情况后方可诊断抑郁症。

抑郁症的诊断要点是什么？

诊断抑郁症，通常要考虑以下12项要点。

（1）发病过程，诱发因素　抑郁症发病通常都有一定社会心理因素，因此在了解病史时要着重了解其发病前的精神刺激因素及对发病所起的作用、起病的缓急及持续的时间等。

（2）严重程度　要诊断抑郁症，除了要符合症状标准，还要达到一定严重程度，因此要了解抑郁对其个人及社会生活的影响。

（3）有无惊恐发作、强迫症状或社交恐怖症　抑郁症常与焦虑障碍共病，因此要了解相关情况。

（4）有无不典型症状　如食欲增强、体重增加、睡眠增加、极度无力、卧床不起。部分抑郁症患者表现为不典型症状，尤其是在儿童、青少年患者多见，需要引起重视。

（5）有无精神病性症状　抑郁症患者尤其是重症抑郁可能伴有精神病性症状如罪恶妄想、躯体疾病妄想、无价值妄想、虚无妄想、灾难妄想等，这些妄想常指向自我，即把责备的矛头指向自己而不是其他人。要了解相关情况以协助诊断。

（6）有无自杀念头或计划　了解患者的危险性以及时进行危机干预。

（7）既往抑郁症发作史，既往用药有无疗效。

（8）既往轻度躁狂史。

（9）有无抑郁症家族史，用药有无疗效。

（10）有无合并青光眼、前列腺增生、心脏病、癫痫等内科疾病，这些疾病可增加某些抗抑郁药的毒性及不良反应。

（11）有无使用可引起抑郁症的药物，或与抗抑郁药有交互作用的药物。

（12）有无酗酒或药物滥用史。

了解后面6项可以为选择药物提供依据。总之，这几项要点为诊断抑郁症时必须考虑到的问题，了解这些情况，可以减少误诊，提高抑郁症的识别率和合理治疗率。

抑郁症的诊断标准有哪些？

抑郁症的诊断应根据病史、临床症状、病程及躯体、神经系统和相关实验室检查及辅助检查，应排除由于其他精神疾病而引发的情感症状，或药物及其他物质所致的情感性障碍和躯体疾病引起的继发性抑郁。

抑郁症的诊断应该从以下几个方面来考虑。

（1）症状学标准　即在列出的9项症状中，要符合4项或4项以上症状。

（2）严重程度标准　疾病达到一定的严重程度，影响了社会功能。

（3）病程标准　即疾病所要持续的时间，一般病情持续2周以上时间。

（4）排除标准　即要对一些相关的疾病进行鉴别，只有排除了这些疾病，才能作出抑郁症的诊断。

目前国际通用的诊断标准有ICD-10和DSM-5。我国于1984年制定了情感性精神障碍临床工作诊断标准及1994年修订了中国精神疾病分类与诊断标准，进一步向国际疾病分类法靠拢，其分类方法、描述、诊断标准都尽量与ICD-10保持一致，同时参考了DSM-Ⅳ的优点。1995~2000年期间，在以往工作的基础上，由我国卫生部科学研究基金资助，通过41家精神卫生机构负责对24种精神障碍的分类与诊断标准完成了前瞻性随访测试，编写了《中国精神障碍分类与诊断标准（第3版）》（CCMD-3）和《CCMD-3相关精神障碍的治疗和护理》。

CCMD-3的编写过程是先由各执笔单位完成初稿，然后逐条核对CCMD-2-R，随后描述部分参考世界卫生组织（WHO）的《ICD-10临床描述与诊断要点》，诊断标准参考《ICD-10研究用标准》和美国《诊断与统计手册（第4版）》（DSM-Ⅳ），同时结合现场测试结果作适当修改。CCMD-3的正文，经中华精神科学会常委会讨论通过，作为学会的分类和诊断标准发表，附录以及主要参考书《CCMD-3相关精神障碍的治疗和护理》可供临床医务人员参考。

这里需要提醒的是，诊断标准虽规定了疾病的症状标准、严重程度标准、病程标准和排除标准，这主要是根据疾病症状学的横断面而作出的。但是，抑郁症的病程特点、缓解状况、阳性家族史等因素，在确保诊断的正确性上也有非常重要的参考价值。

CCMD-3 关于抑郁发作的诊断标准是什么？

中国精神疾病分类及诊断标准（Chinese Classification and Diagnostic Criteria of Mental Disorders, CCMD）目前为第3版（CCMD-3）。将抑郁发作定义为以心境低落为主，与其处境不相称，可以从闷闷不乐到悲痛欲绝，甚至发生木僵。严重者可出现幻觉、妄想等精神病性症状。某些病例的焦虑与运动性激越很显著。

（1）症状标准　以心境低落为主，并在以下的9项症状中，至少有4项：①兴趣丧失、无愉快感；②精力减退或疲乏感；③精神运动性迟滞或激越；④自我评价过低、自责，或有内疚感；⑤联想困难或自觉思考能力下降；⑥反复出现想死的念头或有自杀、自伤行为；⑦睡眠障碍，如失眠、早醒，或睡眠过多；⑧食欲降低或体重明显减轻；⑨性欲减退。

（2）严重标准　社会功能受损，给本人造成痛苦或不良后果。

（3）病程标准　①符合症状标准和严重标准至少已持续2周；②可存在某些分裂性症状，但不符合精神分裂症的诊断。若同时符合精神分裂症的症状标准，在精神分裂症状缓解后，满足抑郁发作标准至少2周。

（4）排除标准　排除器质性精神障碍，或精神活性物质和非成瘾物质所致抑郁。

（5）说明　本抑郁发作标准仅适用于单次发作的诊断。

CCMD-3 关于抑郁症如何分类？

CCMD-3将抑郁症分为两大类：单次发作和复发性抑郁症。单次发作抑郁症又分为三型，复发性抑郁症也分为三型。

单次发作抑郁症分为哪三型？

（1）轻性抑郁症（轻抑郁）　除了社会功能无损害或仅轻度损害外，发作符合抑郁发作的全部标准。

（2）无精神病性症状的抑郁症　除了符合抑郁发作的症状标准，增加"无幻觉、妄想，或紧张综合征等精神病性症状"之外，其余均符合该标准。

（3）有精神病性症状抑郁症　除了在抑郁发作的症状标准中，增加"有幻觉、妄想或紧张综合征等精神病性症状"之外，其余均符合该标准。

复发性抑郁症的诊断标准是什么？

（1）目前发作符合某一型抑郁标准，并在间隔至少2个月前，有过另一次发作符合某一型抑郁标准。

（2）以前从未有躁狂、符合任何一型躁狂、双相情感障碍，或环性情感障碍标准。

（3）排除器质性精神障碍，或精神活性物质和非成瘾物质所致的抑郁发作。

复发性抑郁症分为哪三型？

（1）复发性抑郁症，目前为轻抑郁符合复发性抑郁的诊断标准，目前发作符合轻抑郁标准。

（2）复发性抑郁症，目前为无精神病性症状的抑郁符合复发性抑郁的诊断标准，目前发作符合无精神病性症状的抑郁标准。

（3）复发性抑郁症，目前为有精神病性症状的抑郁符合复发性抑郁的诊断标准，目前发作符合有精神病性症状的抑郁标准。

ICD-10关于抑郁症如何分类？

ICD-10将抑郁症也分为2个部分：（单次）抑郁发作和复发性抑郁障

碍。（单次）抑郁发作分为：轻度抑郁发作；中度抑郁发作；重度抑郁发作，不伴精神病性症状；重度抑郁发作，伴精神病性症状；其他抑郁发作，未特定。复发性抑郁障碍分为：复发性抑郁障碍，目前为轻度发作；复发性抑郁障碍，目前为中度发作；复发性抑郁障碍，目前为不伴精神病性定状的重度发作；复发性抑郁障碍，目前为伴精神病性症状的重度发作；复发性抑郁障碍，目前为缓解状态；其他复发性抑郁障碍；复发性抑郁障碍，未特定。

DSM-5关于重性抑郁发作的诊断标准是什么？

（1）在同一个2周时期内，出现与以往功能不同的明显改变，表现为下列5项以上，其中至少1项是"①心境抑郁"，或"②丧失兴趣或乐趣"。

注：不包括明显是由于一般躯体情况或者与心境协调的妄想幻觉所致的症状。

①几乎每天的一天中大部分时间都心境抑郁，这或者是主观的体验（例如，感到悲伤或空虚），或者是他人的观察（例如，看来在流泪）。注：儿童或青少年，可能是心境激惹。②几乎每天的一天中大部分时间，对于所有（或几乎所有）活动的兴趣都显著减低。③显著的体重减轻（未节食）或体重增加（1个月内体重变化超过原体重的5%），或几乎每天食欲减退或增加。注：儿童则为未达到应增体重。④几乎每天失眠或嗜睡。⑤几乎每天精神运动性激越或迟缓（由他人观察到的情况，不仅是主观体验到坐之不安或缓慢下来）。⑥几乎每天疲倦乏力或缺乏精力。⑦几乎每天感到生活没有价值，或过分的不合适的自责自罪（可以是妄想性的程度，不仅限于责备自己患了病）。⑧几乎天天感到思考或集中思想的能力减退，或者犹豫不决（或为自我体验，或为他人观察）。⑨反复想到死亡（不只是怕死），想到没有特殊计划的自杀意念，或者想到某种自杀企图或一种特殊计划以期实行自杀。

（2）这些症状并不符合混合发作的标准。

（3）这些症状产生了临床上明显的痛苦烦恼，或在社交、职业或其他重要方面的功能缺损。

（4）这些症状并非由于某种物质（例如某种滥用药物，某种治疗药品）或由于一般躯体性情况例如甲状腺功能亢进所致之直接生理性效应。

（5）这些症状不可能归于离丧。离丧即在失去所爱者后出现这些症状并持续2个月以上，也叫居丧反应。其特点为显著的功能缺损、病态地沉湎于生活无价值、自杀意念、精神病性症状或精神运动性迟缓。

什么是双相 II 型障碍？

双相 II 型障碍是DSM-5关于双相障碍的一个类型。指呈现（或曾有）一次以上重性抑郁障碍，且呈现（或曾有）至少一次轻躁狂发作，从未有过躁狂发作或混合性发作。患者的心境症状都不可能归于分裂情感性障碍，也不是叠加于精神分裂症、精神分裂样精神障碍、妄想性精神障碍，或处于未注明的精神病性障碍。此障碍产生了临床上明显的痛苦烦恼，或在社交、职业或其他重要方面的功能缺损。

抑郁症与恶劣心境如何鉴别？

恶劣心境（dysthymic disorder）指一种以持久的心境低落状态为主的轻度抑郁，从不出现躁狂。常伴有焦虑、躯体不适感和睡眠障碍，患者有求治要求，但无明显的精神运动性抑制或精神病性症状，生活不受严重影响。在ICD-10和DSM-5中，称为dysthymia，在我国CCMD-2-R中没有这一类型，而称之为"抑郁性神经症"，归入神经症中。但在CCMD-3中恶劣心境已列为心境障碍的一个亚型。患者在大多数时间里，感到心情沉重、沮丧，看事物犹如戴一副墨镜一样，周围一片暗淡；对工作无兴趣、无热情，缺乏信心，对未来悲观失望，常感到精神不振、疲乏、能力降低等。抑郁程度加重时也会有轻生的念头。尽管如此，但患者的工作、学习和社会功能无明显受损，常有自知力，自己知道心情不好，主动要求治疗。患者抑郁常持续2年以上，其间无长时间的完全缓解，如有缓解，一般不超过2个月。此类抑郁发作与生活事件和性格都有较大关系，也有人称为"神经症性抑郁"，焦虑情绪是常伴随的症状，也可有强迫症状出现，躯体主诉也较常见。睡眠障碍以入睡困难、恶梦、睡眠较浅为特点，常伴有头痛、背痛、四肢痛等慢性疼痛症状，尚有自主神经功能失调症状，如胃部不适、腹泻或便秘等。但无明显早醒、昼夜节律改变及体重减轻等生物学方面改变的症状。

国内外随访研究表明两者之间无本质的区别，同一患者在不同的发作中可一次表现为典型的抑郁发作，而另一次可为恶劣心境障碍，只是症状的严重程度不同，或病期的差异。但也有人认为两者之间仍有区别，主要鉴别点：①前者以内因为主，家族遗传史较明显；后者发病以心因为主，家族遗传史不明显。②前者临床上精神运动性迟滞明显，有明显的生物学特征，如食欲减退、体重下降、性欲降低、早醒及晨重夜轻的节律改变；后者无明显生物学特征。③前者可伴有精神病性症状，后者无。④前者多为自限性病程；而后者病期冗长，至少持续2年，且间歇期短。⑤前者病前可为循环性人格；后者为多愁善感、郁郁寡欢、性格较内向。

总之，恶劣心境的病程较长，患者的抑郁症状时轻时重，但在严重程度上较抑郁发作为轻。许多恶劣心境患者起病于童年期，心理发育受到抑制，表现为闷闷不乐和自卑。恶劣心境的自杀危险性较急性抑郁发作或心境障碍的其他严重亚型为低，但在双重抑郁，即恶劣心境基础上合并抑郁发作的患者中自杀并不少见。

抑郁症如何与继发性抑郁相鉴别？

抑郁症须与继发性抑郁相鉴别。脑器质性疾病、躯体疾病、某些药物和精神活性物质等均可引起继发性抑郁，与抑郁症主要鉴别要点如下。

（1）抑郁症一般不是由明确的器质性疾病，或由服用某种药物或使用精神活性物质引起。而继发性抑郁则是由脑器质性疾病、躯体疾病以及某些药物和精神活性物质引起，体格检查有阳性体征，实验室及其他辅助检查有相应指标的改变。

（2）抑郁症一般无意识障碍、记忆障碍及智能障碍。而继发性抑郁可出现意识障碍、遗忘综合征及智能障碍。

（3）脑器质性疾病、躯体疾病性抑郁和药源性抑郁的抑郁症状随原发疾病的病情变化而变化，原发疾病好转，或在有关药物停用后，兴趣减退、愉快感丧失等抑郁症状会减轻或消失。

（4）抑郁症患者既往有类似的发作史，且常有家族史。而脑器质性疾病、躯体疾病、某些药物和精神活性物质引起的抑郁，既往无心境低落的发作史，且常无抑郁症家族史。

（5）某些器质性疾病所致继发性心境障碍，其心境高涨或低落的症状不明显，而表现为易激惹、焦虑和紧张，如甲状腺功能亢进；或表现为欣快、易激惹、情绪不稳，如脑动脉硬化。这些均与心境障碍有别。

抑郁症要与哪些继发性抑郁症相鉴别？

在患器质性脑病、严重的躯体疾病、使用某种药物后以及除情感性精神病之外的精神病基础上发生的抑郁症统称继发性抑郁症。随着医学模式的转变，心理医学受到重视，人们发现许多患有内科疾病的患者常诉有抑郁心境，其中内科门诊患者有抑郁症状者占12%~36%，住院患者约1/3有中等程度的抑郁症状。所以对继发性抑郁症要有足够的认识，及时发现、及时治疗，以减少患者的痛苦。根据产生抑郁症状的原发病因，常见的继发性抑郁症有以下四类。

（1）脑器质性抑郁。

（2）躯体疾病伴发抑郁。

（3）药源性抑郁。

（4）继发于精神病后的抑郁。

抑郁症怎样与脑器质性抑郁相鉴别？

脑动脉硬化、脑变性、脑肿瘤、癫痫等脑器质性疾病，均可伴发抑郁，但大多数不到严重抑郁的程度，多有焦虑、疑病和神经衰弱症状。病史和检查中有脑器质性病变的表现。

脑动脉硬化的患者约有1/3在不同阶段出现抑郁发作，本病初期患者的人格较为完整，智能损害不重，病情呈波动特点，随着病情的发展，在出现抑郁症状的患者中有5%~10%的患者呈现比较严重和持久的抑郁状态，并伴有意识混浊、情绪不稳，严重时可有出现自责、自罪的表现，部分患者有自杀行为。

脑卒中后抑郁临床表现分为两类，一类是轻度抑郁，表现为悲伤、乏力、睡眠障碍、注意力下降、兴趣减退、思虑过度、情绪易激惹等；另一类是重度抑郁，除了上述轻度抑郁症状外，还有紧张焦虑、早醒、兴趣丧失、思维迟缓、食欲减退、体重减轻，有濒死感及自杀意念。自杀企图是脑卒中后抑郁最危险的症状，可出现在脑卒中后的早期或恢复期，应引起高度注意。

癫痫性抑郁可以在癫痫发作的间隙期出现，称间发性抑郁，患者可以无任何诱因的情况下突然出现抑郁，陷入愁城，常常伴有苦闷性焦虑。此时患者常有自杀和伤害他人的行为，持续数十小时病程外，还可见癫痫的其他表现。在这种心境恶劣的情况下，如有发作性持续饮酒的，称之为间发性酒狂。

震颤麻痹又称帕金森病，发病前可先出现抑郁症状，也可以是同时出现，震颤麻痹所伴发的抑郁表现为苦闷、对前途悲观、易激惹及自杀观念，焦虑症的发生率也很高，但很少有内疚、自责、失败感及被惩罚感。这类患者有较高的自杀意念，但实际自杀率很低。本病的抑郁症可用三环类抗抑郁药治疗，但它可以加重震颤的发生，所以必须加用抗帕金森病药物治疗。

抑郁症怎样与躯体疾病伴发抑郁相鉴别？

躯体疾病伴发抑郁为各种躯体疾病所伴发的抑郁障碍。如内分泌系统疾病、癌症、内脏器官疾病，以及流感、艾滋病、肝炎等疾病伴发抑郁。甲状腺功能减退的患者可有继发性抑郁症，患者往往行动迟缓、语流不畅、精力不足较为突出。癌症患者伴发抑郁是常见的，至少有25%的住院癌症患者有抑郁症状。癌症患者具有复杂的心理因素，癌症一经确诊，对个体而言是突然的应激和灾难，对疾病的绝望、疼痛、因长期住院带来的经济问题和家庭矛盾，成为患者在患病后产生抑郁症状的重要原因。需要注意的是长期抑郁也是导致癌症的重要原因之一。流感患者在发热期或恢复期，可出现抑郁症状，患者有头痛、失眠、头晕、疲乏、嗜睡，同时伴有抑郁寡言、情感反应迟钝及精神运动性迟滞。躯体疾病伴发抑郁的共同特点是原发病的症状与体征较为突出。躯体病史和检查资料可以鉴别。

抑郁症怎样与药源性抑郁相鉴别？

利舍平是第一个被发现可以导致抑郁的药物，此后又陆续发现多种经典抗精神病药均可引起，如氯丙嗪、氟哌啶醇、长效氟奋乃静等。此外，甲基多巴、普萘洛尔、口服避孕药、激素、阿的平等也能引起药源性抑郁。

精神分裂症患者在治疗过程中出现抑郁症状，有的是由于强效安定剂引起的。这种抑郁状态往往在患者的精神症状有明显的改善时出现，抑郁的特点为极度苦闷、易激惹、睡眠障碍、人格解体和现实解体，常同时伴有自主神经功能障碍。发生抑郁前，常常有明显的锥体外系反应，尤以静坐不能为多，患者出现情绪不稳、焦虑、恐惧、情绪抑郁、激越，随后出现消极、自伤或自杀；大多数患者诉有严重的内感性不适，这是一种难以描述的体内的不舒适的感觉；患者一般能说出他们内心体验；停药后随着躯体反应减轻，1周后抑郁症状也同时逐渐改善而消失。减少或更换药物、增加抗胆碱能药物后，抑郁症状也可能减轻。

抑郁症怎样与继发于精神病后的抑郁相鉴别？

精神分裂症可以继发抑郁症状，例如继发于幻觉、妄想等，但同时也可发现精神分裂症的基本症状，病程符合精神分裂症的特点。也有的精神分裂症患者在缓解期出现抑郁，其中不少是面临现实问题的心理反映。

抑郁症与焦虑症如何鉴别？

抑郁和焦虑作为一对孪生姐妹，常常相伴相随，因此临床上难以鉴别。焦虑症是一种以焦虑情绪为主的神经症，以广泛和持续性焦虑或反复发作的惊恐不安为主要特征，常伴有自主神经功能紊乱、肌肉紧张与运动性不安，临床分为广泛性焦虑（慢性焦虑症）和惊恐障碍（急性焦虑障碍）两种。抑郁症常常以躯体症状为主，患者主诉疼痛（头痛、腹痛）、乏力、睡眠障碍、食欲改变、情感淡漠、易怒、焦虑、性能力障碍、药物滥用、消极想法、人际关系压力、无价值感、悲观、犯罪感、羞耻感等。而焦虑症常见的症状包括：震颤、紧张、气喘、出汗、头晕、注意力不集中、睡眠障碍、易怒、惊慌、反复惊慌发作（症状与心脏意外相似），可与广场恐怖症并发，患者可能有躯体症状但不是主要症状。

区别患者是焦虑症还是抑郁症主要看患者是以抑郁症状为主还是以焦虑症状为主，临床通常有3种情况。

（1）严重焦虑伴轻度抑郁，抑郁症状不足以诊断抑郁发作，诊断为焦虑症。

（2）严重抑郁伴轻度焦虑，焦虑症状不足以诊断焦虑障碍，诊断为抑郁症。

（3）抑郁与焦虑同时存在且同等重要，均符合各自的诊断标准，可以作出共病诊断。

纵向的病史调查、横向的症状评估，有助于两者的鉴别，但临床上鉴别还是困难的。出于治疗上的考虑，临床上还是倾向于一元化诊断，一般抑郁症应作为首先考虑。理由是，抑郁症更易导致绝望、自杀，后果严重。

抑郁症与神经衰弱如何鉴别？

轻度抑郁症常有头晕、头痛、无力和失眠等主诉，易误诊为神经衰弱。后者起病前有一定的心理社会因素，如长期紧张、用脑过度等；情感以焦虑、脆弱为主，主要临床表现是与精神易兴奋相联系的精神易疲劳、心情紧张、烦恼和易激惹等情绪症状，及肌肉紧张性痛和睡眠障碍等生理功能紊乱症状；自知力良好，症状被动性大，求治心切。而抑郁症以情绪低落为主，伴思维迟缓、自卑、自罪、想死及生物学症状（如情绪昼夜轻重，食欲、性欲下降等），自知力常丧失，不主动求治，可资鉴别。

抑郁症与单纯型精神分裂症如何鉴别？

单纯型精神分裂症患者表现少动、意志要求缺乏、主动性缺乏，有时家属会误以为抑郁症。实际上单纯型精神分裂症与抑郁症有着本质的不同，单纯型精神分裂症以思维贫乏、情感淡漠、意志缺乏、社会性退缩等阴性症状为主要临床表现；起病隐袭，缓慢发展，病程至少2年，并逐渐趋向衰退；从无明显的阳性精神病性症状。典型的抑郁症和精神分裂症的临床鉴别并不难，难在不典型病例。所谓不典型病例，就是外在表现同其本来面目不相符的病例，仅从其外表看很容易诊断为其他疾病，如果抓住了它的本质特点就能把它从别的疾病堆里抓出来。那么什么是抑郁症的本质特点呢？抑郁症的本质特点有很多，如果从它与分裂症的鉴别角度来说，有以下三大本质特征需要特别重视。

（1）自知力 顾名思义，自知力就是自知之明的能力，是指患者对自己的疾病状态有无真正的认识，包括是否承认心理或精神状况有异常，是否承认处于疾病状态？还有更重要的一条：是否主动寻求治疗？抑郁症患者除了极度的情绪低落、伴随妄想、幻觉等症状、反复自杀企图者以外，一般都有程度不等的自知力。而分裂症患者一般都会丧失部分或全部的现实检验能力，也就是说没有自知力。这也是初发分裂症患者极少主动求治的一个主要原因。当然问题不能绝对化，临床上常见一些抑郁症患者讳疾忌医，不承认有病，这与社会偏见有关，但这些患者通过专业的心理疏导，往往能够认识到自己的问题。而分裂症就不同了，无论怎样进行疏导，让其认识或承认自己的疾病是非常困难的事情。

（2）自责　自责也就是责备自己的意思，指抑郁症患者夸大地或无端地、脱离现实情况地自责，这是抑郁症的主要症状之一。需要注意的是抑郁症只责备自己，不责备他人，也就是说患者总是把责备的矛头指向自己，而不是其他人。抑郁症也会出现妄想等更常见于分裂症的症状，但几乎不会出现被害妄想，更多的是自罪妄想，认为自己罪孽深重，矛头还是针对自己。而分裂症与之相反，责备的矛头总是指向外部，认为自己的一切不利都是外界造成的。

（3）精神活动的协调性　抑郁症患者精神活动是协调的，也就是其感知、思维、情感及意志行为之间是协调的。而精神分裂症就不同了，其感知、思维、情感及意志行为之间是不协调的。

深入了解了上述三大特点，鉴别抑郁症和精神分裂症就相对容易了。

抑郁症与反应性抑郁如何鉴别？

反应性抑郁有明显的心因，抑郁情绪围绕心因性事件，发病较急，反应性木僵较为常见。而抑郁症常常为亚急性或慢性起病，情感障碍比较显著，罪恶妄想较为常见，运动性抑制也较严重，但患者缺乏心因性体验，对抑郁情绪的具体起因自己也弄不清，改变环境也不能减轻。另外，抑郁症往往过去有类似发作史，发作年龄较迟，且早醒突出，有昼重夜轻的周期变化及食欲不振、体重下降等；病程迁延可达数月之久。而反应性抑郁状态的抑郁情绪起源有较具体确切的对象、事件，心因性体验较强烈，常流泪向别人诉说自己内心的痛苦;病程较短,改变环境或消除心因后症状可减轻或消除,一般不复发。

抑郁症如何与创伤后应激障碍相鉴别?

心因性精神障碍中创伤后应激障碍(PTSD)也常常伴有抑郁,应与抑郁症相鉴别,鉴别要点是:①创伤后应激障碍常在严重的、灾难性的、对生命有威胁的创伤性事件如飓风、地震、海啸、被强奸、被虐待等异乎寻常的重大精神刺激后出现,以焦虑、痛苦、易激惹为主,情绪波动性大,无晨重暮轻的节律改变;而抑郁症可有诱发的生活事件,但尚不能构成异乎寻常的重大精神刺激,临床上以心境抑郁为主要表现,且有晨重夕轻的节律改变。②PTSD的精神运动性抑制不明显,睡眠障碍多为入睡困难,有与创伤有关的恶梦、梦魇,特别是从睡梦中醒来尖叫;而抑郁症有明显的精神运动性迟缓,睡眠障碍多为早醒。③PTSD常重新体验到创伤事件,有反复的闯入性回忆(闪回)、易惊。

抑郁症如何与强迫症相鉴别?

抑郁症患者可伴有强迫症状,而强迫症患者也可伴有抑郁心境,临床需要加以鉴别。强迫症是一种重复出现缺乏现实意义的、不合情理的观念、情绪、意向或行为,虽力图克制但又无力摆脱的神经症。多起病于青少年期或成年早期,表现主要为强迫症状,包括强迫观念、强迫情绪、强迫意向和强迫行为。强迫症患者可以出现抑郁症状,但是为继发症状,其核心表现还是强迫症状,抑郁症状往往由于强烈的反强迫意愿引起。而抑郁症相比强迫症起病较晚,患者也可能出现强迫症状,但强迫症状发生于抑郁症状之后,往往没有明显的反强迫意愿,因其主要表现为心境低落、兴趣减退、快感缺乏、始动缺乏等,强迫症状非主要表现,故不难鉴别。

抑郁症可以与哪些疾病共病？

临床上抑郁与焦虑似乎是同源性障碍，常合并存在，有时在自杀患者中很难截然区分抑郁与焦虑。文献综述表明，自杀危险性的增加与焦虑症状的严重程度呈正相关，而临床医师有时并未完全意识到抑郁障碍患者所存在的焦虑症状，而共病焦虑症状的抑郁障碍患者自杀危险有明显增高。

已有前瞻性研究提出，下列共病症状是预测抑郁障碍患者近期自杀的指征：①有严重的精神性焦虑；②有惊恐发作；③有中度酒依赖病史；④明显的失眠；⑤严重的悲观绝望。

其他共病问题有抑郁障碍合并酒依赖或其他精神活性物质滥用、多种躯体疾病以及人格障碍。另外，精神分裂症自杀的患者常常合并抑郁症状。

抑郁症与环性心境障碍如何鉴别？

环性心境障碍（cyclothymia）是指情感高涨与低落反复交替出现，但程度较轻，且均不符合躁狂或抑郁发作时的诊断标准。轻度躁狂发作时表现为十分愉悦、活跃和积极，且在社会生活中会作出一些承诺；但转变为抑郁时，不再乐观自信，而成为痛苦的"失败者"；随后，可能回到情绪相对正常的时期，或者又转变为轻度的情绪高涨。一般心境相对正常的间歇期可长达数月，其主要特征是持续性心境不稳定。这种心境的波动与生活应激无明显关系，与患者的人格特征有密切关系，过去有人称为"环性人格"。主要区别在于后者心境障碍的严重程度较轻，均不符合躁狂或抑郁发作的诊断标准，且不会出现精神病性症状。

抑郁症和正常的抑郁情绪如何鉴别？

每个人在自己的生活中都可能体验过抑郁，但并非抑郁症。通常从以下几点来区分是抑郁症还是正常的抑郁情绪。

（1）抑郁持续时间　正常的抑郁情绪，往往有因可循，如丢失钱物、失去亲人、工作不顺、恋爱失败等。一般持续时间不长，时过境迁，便能从抑郁中解脱。例如一个人丢失钱包后，出现心情低落，过了几天，情绪逐渐开朗，笑容重现。而抑郁症患者就不是这样了，抑郁发作通常无因可循，抑郁情绪无缘无故地产生，且持续时间较长，病程超过2周。

（2）抑郁程度　正常的情绪抑郁程度较轻，没有抑郁症的其他伴随症状及晨重暮轻的节律变化特征。而抑郁症患者的情绪抑郁程度较重，同时还有思维迟缓、动作减少、食欲减退、睡眠障碍、性功能减退等，影响其正常学习、工作和生活，严重者有消极自杀。

（3）纵向对照　就是将现在的"我"与过去的"我"作对照。一个平日性格开朗、谈笑风生的人，突然像换了人似的，变得沉默寡言、抑郁寡欢了，就应想到可能患了抑郁症。即使本来性格内向、不善言辞、不苟言谈的人，如今更沉默、更抑郁寡欢了，对任何事情均兴趣索然，精力不支，觉得生不如死，也应考虑是否得了抑郁症。

（4）横向对照　也就是与他人作对照。同一件事，别人不抑郁，某人却出现抑郁症状，就应考虑抑郁症。例如同样是高考落榜，出现情绪低落，过了一段时间，绝大多数人的情绪已恢复正常、重新振作，而有些人可能持续抑郁、不能自拔，这就要考虑抑郁症的可能了。

"不典型"抑郁症有哪些？

典型的抑郁症并不难识别，但多数抑郁症患者并不总是表现情绪症状——终日唉声叹气、以泪洗面、犹豫不决和寻死觅活。许多抑郁症的表现形式不易被察觉，患者本人不愿承认得了抑郁症，因为症状不典型，被称之为"不典型"抑郁症。常见有以下几种。

（1）"微笑型"抑郁症　这类患者虽有抑郁的主观体验，但在旁人面前却总是有说有笑，旁人很难察觉到他是"强颜欢笑"。

（2）"勤勉型"抑郁症　典型的抑郁症患者往往做事提不起精神、不愿动、工作效率低。而有些患者却表现为"工作狂",他们全身心地投入工作,终日忙忙碌碌,最怕"闲下来"。

(3)"隐匿性"抑郁症 "隐匿性"抑郁症是一种表面上以躯体症状为突出主诉或第一主诉,从而掩盖了患者实际存在抑郁症状的抑郁症。本型以躯体不适为主,抑郁情绪却不明显。有些患者常常以某种躯体疼痛症状来就诊,疼痛可以是某种性质的疼痛、不明确的疼痛或含糊不清;这类患者多辗转于综合性医院内、外科求治,常规的体格检查未发现与主诉相符的明显的阳性体征,花了许多冤枉钱做了许多不必要的检查,常规的镇痛药物治疗也无明显临床效果,相当多的患者可能被误诊和误治。这类患者在我国较为多见,且国内的医疗环境是小医院门可罗雀,大医院人满为患、工作繁忙,医生往往开出大量的检查,而患者也乐意,造成医疗资源的极大浪费。

上述几种抑郁症由于不典型,故容易被忽视或误诊,使患者长期陷于痛苦而不能自拔,故早期识别非常重要。

什么是"微笑型"抑郁症?

在人们的印象中,抑郁症患者总是情绪低落、垂头丧气、无趣、无欲、无望、思维迟缓、活动减少等,很少有人将抑郁症患者与微笑联系起来。然而在临床上,的确有一些抑郁症患者在抑郁心境下,在别人面前却面带微笑,这些患者尽管内心深处感到极度的痛苦、压抑、忧愁和悲哀,外在表现却若无其事,面带"微笑",而"微笑"过后会又陷入更深的孤独、寂寞和极端的抑郁中。这种"微笑"不是发自内心深处的真实感受,而是出于应对社会交往、应付工作、应付家人、碍于面子而违心地强作欢颜,因此被称为微笑型抑郁。这种微笑型抑郁症最青睐那些高学历、有相当身份和地位的成功人士。这些患者常常理智高于情感,压抑很深,且日常缺少锻炼,生活不规律,长期抑郁引起机体免疫能力下降,易患各种躯体疾病,消化道及心血管疾病最常见。

另外，临床上常见的一种情况是患有自杀企图的重症抑郁患者为了实现其自杀的目的，有意识地掩盖自己的痛苦体验而强作欢颜，以此逃避医务人员和家人朋友的注意，为自杀创造条件。因此，重症抑郁患者情绪突然"好转"、心情"豁然开朗"可能是一个危险的征兆，应高度警惕，预防自杀。

什么是隐匿性抑郁？

抑郁症中有一部分患者往往以躯体不适为突出主诉，认为自己患了某种躯体疾病。有的患者在抑郁症明确诊断之前，四处求医，久治不愈，频繁出入各大医院，进行各种各样的检查，始终得不到明确的结论。在临床工作中，我们将这种类型的抑郁症称之为隐匿性抑郁症。

隐匿性抑郁症是一种不典型的抑郁症，指的是抑郁症状"隐藏"起来、常常以躯体不适为主要表现、不易被人发现的抑郁症，在中老年人中比较常见。这样称呼，并不是说患者故意把抑郁症状隐藏起来、怕人知道、不告诉别人，而是患者本人也不知道自己患了抑郁症，总以为自己躯体疾病很重，患者一般不会主动到精神科治疗，而是首先到综合性医院求治，因此，容易延误治疗的最佳时间，给患者带来更多的痛苦。

人的情绪变化和身体状况密切相关。谁都知道，当人心情好时食欲也好，悲哀时就觉得茶饭不香，人的情绪变化可直接影响胃肠功能活动。长期的、持续的心境抑郁可引起全身各系统的不适感，如体力下降、无原因的疲乏、没有精神、懒得干活、一活动就累、全身不舒服、腰酸、关节酸痛、头痛、头沉、迷迷糊糊、头有发紧或发胀感、胸闷、气短、呼吸不通畅、心慌、心跳加快、食欲下降、不思饮食、饮食不香、恶心、腹胀、便秘、失眠或总想睡又睡不实、入睡困难、早醒等等。许多患者对这些身体不舒服的各种症状十分敏感，急于求治，要求进行各项检查，以便明确自己得了什么重病，但是怎么也没有想到这些病证的起因是心境不好。有的老人由于是在一定的精神刺激或者强烈的精神创伤之后起病的，也容易被误认为想不通，却想不到这些身体不舒服的症状是因为心情不好引起的，即抑郁情绪被躯体症状掩盖了，相反的，患者会认为是因为自己身体不舒服使得自己的心情不好。所以，只想到要去看身体的疾病，不会认识到自己有心理上的或者是神经上的疾病。当这些有抑郁症状的患者到综合性医院内科或神经科门诊进行各项检查时，医生也常会忽略这些抑郁症状，而不能确诊，所以被叫做隐匿性抑郁症。一旦确诊，应用抗抑郁药物进行治疗，多数患者会在治疗几周后逐渐好转，如睡眠改善、食欲增加、体重恢复等等。只有当病情好转，患者才会相信自己得了抑郁症。

什么是产后抑郁症？

产后抑郁症通常发病于产后的4个星期内。很多人，包括产妇在内，很难明白在这值得快乐的日子里，产妇为什么会有抑郁的感受。其实有50%~80%的女性在产后1~5天会经历轻度的适应问题（或称为产后沮丧）。在这几天中，新妈妈容易哭泣、感到异常疲倦及有短暂的情绪不稳定，但这是正常的，而且症状亦会很快地消失。但产后抑郁症就比较严重了，严重者自责自罪，出现消极自杀甚至伤害孩子的危险。大概10%~20%产妇患有此症。

通常认为产后抑郁症是女性生产之后，由于性激素、心理变化及社会角色所带来的身体、情绪、心理等一系列变化。50%的新妈妈生产后都会有一定抑郁期，只有10%才会发展为严重的持续时间长的产后抑郁症。0.1%会患上产后精神错乱。

产后抑郁有什么评估方法？

英国爱丁堡大学的专家设计了一套产后抑郁筛查量表，叫爱丁堡产后抑郁量表。该量表在世界广泛使用，量表的准确度达到80%以上。该量表包括10个自评项目，简单易行，5分钟即可完成。如果总分达到13分，就有80%的可能性患上了产后抑郁，应该进一步找医生咨询或治疗。下面介绍爱丁堡产后抑郁量表（每题括号中的选项也是该题相应的得分，10个题目得分累加为总分）。

1.我能看到事物有趣的一面，并笑得开心 □

（0）同以前一样 （1）没有以前那样多

（2）肯定比以前少 （3）完全不能

2.我欣然期待未来的一切 □

（0）同以前一样 （1）没有以前那样多

（2）肯定比以前少 （3）完全不能

3.当事情出错时，我会不必要地责备自己 □

（0）没有这样 （1）偶尔这样

（2）有时这样 （3）大部分时候这样

4.我无缘无故感到焦虑和担心 □

（0）一点也没有 （1）偶尔这样

（2）有时候这样 （3）经常这样

5.我无缘无故感到害怕和惊恐 □

（0）一点也没有 （1）偶尔这样

（2）有时候这样 （3）相当多时候这样

6.很多事情冲着我来，使我透不过气来 □

（0）我一直都能应付得好

（1）大部分时候我都能像平时那样应付

（2）有时候我不能像平时那样应付得好

（3）大多数时间我都不能应付

7.我很不开心，以至于失眠 □

（0）一点也没有 （1）偶尔这样

（2）有时候这样 （3）大部分时候这样

8.我感到难过和悲哀 □

（0）一点也没有 （1）偶尔这样

（2）经常这样 （3）大部分时间这样

9.我不开心，甚至要哭 □

（0）没有这样　　　　　（1）偶尔这样

（2）经常这样　　　　　（3）大部分时间这样

　10.我想过要伤害自己　　　　　　　　　　　□

（0）没有这样　　　　　（1）很少这样

（2）有时候这样　　　　（3）经常这样

儿童也会患抑郁症吗？

答案是肯定的。

儿童抑郁症与成长过程中的伤感及日常情绪变化不同。儿童在生活中会感到伤心，但不一定代表他们患了抑郁症。但是如果症状持续很长时间，已经影响了孩子的学习生活，那么就有可能是患了抑郁症。每个抑郁症患者的症状各不相同。由于孩子在成长过程中，会经历正常的情绪及心理变化，因而抑郁症常常被忽视，得不到及时正确的诊治。早期研究关注的是隐性抑郁症，就是抑郁症症状通过愤怒性破坏行为表现出来。儿童抑郁症主要症状也是心情忧伤、感觉失望、心情变化剧烈。

儿童抑郁症的表现有：①生气，易怒；②伤心，失望；③不愿意参加社会活动；④对别人拒绝很敏感；⑤食欲明显变化；⑥睡眠变化，失眠或嗜睡；⑦哭泣；⑧注意力无法集中；⑨疲劳或精力不足；⑩身体不适，治疗效果不好；⑪有无用感、罪恶感；⑫想到死亡或自杀；⑬参加社会活动的能力下降。

以上症状不是所有的孩子都会表现出来，不同时期不同场合下有不同的表现，虽然少数孩子患病后各项功能的行使还是理智的，但大多数会有显著的变化。他们可能开始吸毒饮酒，尤其是12岁以上的孩子。虽然12岁以上的孩子相对来讲自杀的可能性很低，但并不是没有可能，而且这些孩子自杀都是冲动性的，女孩子自杀的可能性比男孩子要大，但男孩子自杀死亡率要高。家族中有暴力史、虐待史的孩子患抑郁症后自杀的危险性更高。

什么是儿童抑郁症？

正常的儿童的情绪发展和变化，具有显著的生理心理年龄特征。一般的学前儿童大都有情绪不稳定、易变性和冲动性的特征，其情绪变化常受外界环境所影响，而不属于病理状态。儿童情绪的分化（如喜悦、愤怒、惊骇、厌恶等情绪反应）和情感体验是随年龄而发展，并趋于复杂多样化。早在1971年欧洲儿童精神病学家联合会就提出，儿童及青春期抑郁症是儿童青少年精神障碍中占重要比例的疾病。儿童抑郁症属于儿童青少年情感性障碍范畴，是以持久的、显著的情绪异常（高涨或低落）为基本症状的一种精神疾病。表现为长期抑郁伴有言语思维和行为改变，患儿时常表现啼哭、伤心失望、自我贬低、行为退缩、食欲及睡眠改变、想自杀等抑郁情绪症状。在缓解期间精神活动正常，有反复发作的倾向。他们罹患疾病（过敏、哮喘、上呼吸道感染、头痛、胃痛等）的比例特别高，而且时常没有安全感，多半会有偏执倾向。

如何早期发现和早期诊断儿童抑郁症？

大部分儿童患了抑郁症也不一定会诉说自己心情不好或者抑郁，而常常首先出现厌学或学习成绩下降，常常诉说"自己累"，家长不一定会重视。因此家长发现自己的孩子突然变得少言寡语，不愿与人交往；或经常恐惧、焦虑不安、烦躁、担心、恐惧；或情绪不稳、冲动；或容易生气、爱发脾气；或无兴趣、总不愉快；或生活懒散、不愿上学；或注意力不集中；或睡不着、睡不好。这时就要考虑孩子是不是患了抑郁症，应该尽早到专业的精神卫生机构就诊。

如何识别青少年抑郁症？

青少年感到不高兴是常有的事情，但如果连续不高兴达2个星期或有其他典型的抑郁症症状，那么他就可能患有抑郁症了。儿童中有1/33的人会患有抑郁症，青少年有1/8，比例远远大于儿童。

引起青少年情绪低落的原因很多，其中之一是压力过大。在学习、社会生活、性取向、家庭生活中，青少年也会有一种无用感。如果朋友和家庭不能帮助青少年改变心理状况时，那么他有可能患了抑郁症。

患有抑郁症的青少年思维及行为方式会有很大的变化，会感觉缺少动力，变得不活跃。以下是青少年抑郁症的主要症状：①伤心、焦虑、失望感；②暴饮暴食或不饮不食导致体重变化；③夜间失眠、白天困乏；④不喜欢交际；⑤反叛行为，逃学，成绩突然下降；⑥抱怨身体不舒服如头痛、胃痛、疲劳；⑦吸烟，酗酒，性行为混乱；⑧常常想到死亡。

如何诊断青少年抑郁症？

青少年抑郁症的诊断很难，没有特异性的方法，医生常通过心理测试和与他本人、家人、同学、老师及朋友细致地了解情况作出判断。抑郁症的严重程度，即自杀的可能性就是依据这些人提供的资料做出来的。治疗方法也会根据这些资料得出。

青少年抑郁症不易被发现，常常是出现消极自杀才会引起重视。青少年自杀的危险标志有：①准备自杀，将自己的所有物赠送他人；②立遗嘱，写信道别；③表示对未来毫无希望；④认为没有人关心自己。

如果你的孩子有上述表现，请向医生寻求帮助。

什么是更年期抑郁症？

在医学上一般把女性45~55岁、男性50~60岁这个年龄阶段，称之为更年期。更年期是人生中的一个重要阶段，这个阶段在人的生理上变化较大，抵抗疾病的免疫功能降低，神经内分泌系统的功能逐渐衰退，激素水平降低，常常带来一系列的躯体疾病和情绪上的变化，同时还承受着来自工作、学习、家庭、婚姻以及社会各方面的压力，因而在心理上也发生着明显的变化。更年期的年龄在性别上有着差异性，这与躯体内分泌功能及性腺功能减退程度有关。一般来说男性内分泌系统和性腺的功能减退要比女性慢，因此男性更年期来得要比女性晚些。

更年期抑郁症是一种发生在更年期的常见精神障碍。更年期抑郁症患者常有某些躯体或精神因素作为诱因，患者常常发生生理和心理方面的改变。生理功能方面的变化多以消化系统、心血管系统和自主神经系统的临床症状为主要表现，如食欲减退、上腹部不适、口干、便秘、腹泻、心悸、血压改变、脉搏增快或减慢、胸闷、四肢麻木、发冷、发热、性欲减退、月经变化以及睡眠障碍、眩晕、乏力等。生理方面变化常在精神症状之前出现，往往随着病情发展而加重，经过治疗后躯体症状消失得也比精神症状早。

更年期抑郁症一般起病缓慢，逐渐发展，病程较长，开始多表现为神经衰弱症状，如失眠、乏力、头晕、头疼、烦躁不安等各种躯体不适感。患者常是情绪低落、郁郁寡欢、焦虑不安、过分担心发生意外，以悲观消极的心情回忆往事、对比现在、忧虑将来。认为自己过去年轻有为，工作很有成就，而现在年过半百，好似"日落西山，已近黄昏"，情绪沮丧、思维迟缓、反应迟钝，自感精力不足、做事力不从心、对平常喜欢的事提不起兴趣，特别是易疲劳、休息后也不能缓解，是一个"只会吃饭，不会干事的废人"。常感觉大祸临头，并有搓手顿足、纠缠他人的现象。反复回忆既往不愉快的经历，当回忆过去在某些方面曾有过一些微不足道的缺点错误时，常追悔莫及，认为自己给国家给家庭带来了无可挽回的损失，现在应受到惩罚，死有余辜。更有甚者，回忆以往一些生活琐事，如与某人发生过口角未曾道歉，这些都已"铸成大错"、无法弥补，在此基础上，患者认为自己不仅无用，而且有罪，周围的人也都在议论他，甚至有人要谋害他，即精神病性症状的关系妄想、被害妄想、自罪妄想。很多患者还具有疑病妄想和虚无妄想，即对自己躯体方面过分关心，对一些细微的不适感觉都很敏感，认为自己内脏已经腐烂、骨骼断裂、血液枯竭、罹患绝症、无药可治，为此惶惶不可终日。还有患者认为自己只剩下有形无实的躯壳，觉得周围的一切事物都变得不真实、虚无飘渺、无法捉摸。有些患者会发生自伤、自杀行为。除了服毒、自缢、跳楼、跳井等方式外，还往往采取一些意想不到的自伤、自杀方式。

总之，若处于更年期的年龄阶段，感到对什么都不感兴趣，情绪低落、沮丧，整日焦虑紧张或怀疑自己患了不治之症、经过医学检查未发现患病的依据，提示可能患了更年期抑郁症。在这种情况下应到专科医院就诊，及早进行有效治疗。

如何知道自己患了更年期综合征？

更年期综合征的诊断取决于患者的年龄、月经周期的改变、临床症状，如潮热、心悸等血管性症状、精神神经症状和代谢症状等，以及雌激素及卵泡刺激素测定。改良的Kupperman更年期指数>23分者可考虑为更年期综合征。

改良的Kupermann评分法：以症状程度乘以症状指数。症状程度分为0~3分4个等级，即：无症状为0分，偶有症状为1分，症状持续为2分，影响生活及工作者为3分。症状指数是固定的，例如潮热出汗是4，感觉异常、失眠、易激动、性交痛及泌尿系症状是2，其余的症状是1。

潮热出汗	4×症状程度 =0~12分
感觉异常	2×症状程度 =0~6分
失眠	2×症状程度 =0~6分
易激动	2×症状程度 =0~6分
性交痛	2×症状程度 =0~6分
泌尿系症状	2×症状程度 =0~6分
抑郁	1×症状程度 =0~3分
眩晕	1×症状程度 =0~3分
疲乏	1×症状程度 =0~3分

骨关节、肌肉痛　　　　1 × 症状程度 =0~3分

头痛　　　　　　　　　1 × 症状程度 =0~3分

心悸　　　　　　　　　1 × 症状程度 =0~3分

皮肤蚁走感　　　　　　1 × 症状程度 =0~3分

总计分为0~63分

怎样诊断老年抑郁症？

由于不少老年抑郁症患者不善于表达他们的情绪体验，而更多地表现为身体不舒服如食欲减退、睡眠不好、胸口憋闷等，患者与他们的家属多数认为可能是患了某些躯体疾病，故反复到综合医院去看医生、开药吃。由于综合医院医师对抑郁状态的识别率相对低，故很容易造成漏诊、误诊。多数患者经过了一番波折，经过内科医师或亲友的提醒，才最终来到精神科或心理科求诊。抑郁症与其他精神心理疾病一样，不能依据血液检查或其他辅助检查结果作出明确诊断。但医师作出抑郁症的诊断是有严格的诊断程序的，要依据一定的诊断标准进行。国际上现行的诊断标准是ICD-10［《国际疾病和相关健康问题分类》（第10版）］，美国等国家的现行诊断标准是DSM-5［《美国精神疾病诊断和统计手册》（第5版）］，我国的诊断标准则是CCMD-3［《中国神经精神疾病诊断标准》（第3版）］。这些标准都经过数次修订而最终形成，基本上相似。

诊断老年抑郁症的主要依据是病史与精神检查，要注意到老年人的特点，询问与观察患者的抑郁症状表现。通常情况下，一位医师给患者下了抑郁症的诊断后，要有另一位主治医师职称以上的医师的复核诊断，同意原诊断，患者的抑郁症诊断才可最终确立。

老年抑郁症的表现除与一般抑郁症相似外，往往还有一些特殊类型，以往称为"反应性抑郁症""疑病性抑郁症"和"隐匿性抑郁症"。①反应性抑郁症往往与家庭中发生的重大事件有关，如丧偶、天灾人祸等。这种抑郁症可以伴有强迫和恐惧的倾向，其谈话内容与其现实生活中的遭遇密

切相关。反应性抑郁症在CCMD-3中归类于"应激障碍"。②疑病性抑郁症常从一种不太严重的身体疾病开始，继而出现焦虑、不安、抑郁等情绪，由此反复去医院就诊，要求医生给以保证，如要求得不到满足则抑郁症状更加严重。疑病性抑郁症如符合抑郁症的诊断标准，在CCMD-3中仍归类于"抑郁症"；如尚未达到抑郁症的诊断标准，则归类于"疑病症"或"躯体形式障碍"。③隐匿性抑郁症则常以各种身体不适为主要症状，情绪低落不太明显，因此极易造成误诊。这类抑郁在CCMD-3中可能归类于"恶劣心境"。

老年抑郁症有哪些不典型症状？

典型的抑郁症表现不难识别，如闷闷不乐、愁眉不展、兴趣索然、反应迟钝、少语少动、消瘦、悲观绝望等。而现实生活中常见这样一些老年患者，因为自己的同事或老友相继患病甚或因病离世，自己也出现一些疾病的相关表现，如胃部不适、肌肉关节疼痛或其他各种躯体不适，由此担心得了大病，出现紧张、焦虑、心情郁闷、坐卧不安，担心自己活不了多久，惶惶不可终日而来到医院求治，要求做各种检查。尽管经过医生反复检查未发现器质性问题，但患者抑郁、焦虑情绪却与日俱增。实际上这就是老年抑郁症患者出现的不典型抑郁症状。

老年患者出现不典型的抑郁症状最常见为疑病症状。据报道，60岁以上的老年抑郁症中大约有1/3的患者以疑病为首发症状。疑病内容常涉及消化系统症状，胃肠不适、便秘是此类患者最常见也是较早出现的症状。患者常以某一种不太严重的躯体疾病开始，表现出对正常躯体功能的过度注意、对轻度疾病的过分反应，应该考虑到老年抑郁症的问题。另外，许多否认抑郁的老年患者表现为各种躯体症状，而情绪障碍很容易被家人忽视，直到发现老人有自杀企图或行为时才到精神科就诊。因其抑郁症状被躯体症状所掩盖，患者往往否认自己有抑郁症的主观体验，或将情绪低落归咎于躯体问题。这些躯体症状可表现为：①疼痛综合征，如头疼、胸痛、背痛、腹痛及全身疼痛；②心血管症状，如胸闷、心悸；③消化系统症状，如厌食、胃腹不适、腹胀、便秘；④自主神经症状，如口干、手颤、出汗、周身乏力等。睡眠障碍也是常见症状，常常成为患者就诊的主诉内容。另外，激越症状也常见于老年人，并随年龄增长而增加。焦虑激越往往是比较严重的抑郁症的继发症状，也可能成为患者的主要症状。

可见，老年抑郁症的临床表现有其独特之处，易被误诊或漏诊，甚至造成严重的后果。据国外报道，老年人有55%的病例在抑郁状态下自杀。老年患者一旦决心自杀，常比青壮年患者更坚决，行为也更为隐蔽。

老年抑郁症就是老年痴呆症吗？

老年抑郁症的表现常类似于痴呆，患者常表现少语、动作迟缓、缺乏兴趣，常自称记忆差、思考能力较以往减退。老年抑郁症的这种表现在医学上称为"假性痴呆"，但与痴呆是完全两种类型的疾病，两者的治疗方案也完全不同，因此很有必要对这两种疾病进行详细的鉴别。以下五点，可供参考。

（1）起病形式　老年抑郁症起病有比较明确的发病时间，病情进展相对较快，与病前有较明显的区别，家属会告知医师说"最近这2周开始不好"，或从某件精神打击后的某个日子开始发病，患者常有求治要求。而老年痴呆症则起病隐袭，发展也缓慢，家属与患者常不能回忆起病的准确日子，而常常说"大概半年了"，或"2年前吧？"患者自身无求治要求。

（2）抑郁症状　老年抑郁症的抑郁症状持续较久，在一段时间内所述的症状基本相似，如说没力气、没兴趣、心烦、无助失望感，有时有轻生或自杀企图或行为。老年痴呆症患者的情绪变化不定，常表现较幼稚、情绪不稳，或控制自己的情绪能力减弱、情绪时好时坏。

（3）智能检查　老年抑郁症患者常不配合检查，说自己不会做，有时容易的问题不会做、困难的问题反而回答正确；检查结果显得不平衡、不稳定，每次检查的结果常不相同。而老年痴呆症患者较配合检查，同一难度的题目，正确或错误的频率较稳定；智能检查结果在数月内变化不大，数年内逐渐缓慢的进展；患者智能损害是全面性的，并呈进行性的恶化。

（4）神经系统症状和体征 多数老年抑郁症患者并无中枢神经系统的症状和体征。老年痴呆症患者的情况就不是这样了，他们可有中枢神经系统的症状和体征；不少患者还有高血压、动脉硬化或"小中风"的病史，脑CT检查可发现有不同程度的脑萎缩和（或）脑梗死的表现。

（5）对抗抑郁药物的治疗效果 老年抑郁症患者用抗抑郁剂后，症状渐渐缓解或痊愈，恢复病前的智能和谈吐自如的神态，生活与工作状态也随之恢复。而抗抑郁药物对老年痴呆症患者疗效不明显，患者淡漠、睡眠障碍等症状逐渐加重，并显现记忆差、生活能力减退等痴呆症状。

值得注意的是，抑郁症状有时是老年痴呆症的早期表现。因此，如果患者以往从来没有过抑郁发作，而在老年期首次出现，需详细了解患者在家中的智能情况与生活能力等病史，进行全面的体格检查和神经系统检查、全面的智能评估、相关的实验室及辅助检查，并密切观察患者的疾病发展情况，以明确诊断，以免贻误治疗。另外，老年抑郁症状常常为其他器质性疾病的早期表现，不能轻易下抑郁症诊断，临床上应引起重视。

中医是如何诊断抑郁症的？

因为抑郁症临床症状大多纷杂，中医对于本病的辨证首先要抓主症、辨虚实，并结合病史、症状、舌象、脉象等表现进行分析。参照中国中西医结合学会精神疾病委员会1991年所制定的抑郁发作辨证标准，结合临床工作实践，将抑郁症分两大证候、五大类型。详细介绍如下。

1.实证

多见于起病初期，情志所伤，肝气郁结或痰气交阻，病变多在气分，易受情志变动的影响。根据临床表现进行脏腑辨证可分三型。

（1）肝气郁结型 肝主疏泄，性喜条达。忧思恼怒，则肝气不舒；肝失疏泄，郁气横逆，或克制脾胃，或走窜肠间，郁滞之气，扰乱脏腑功能，引起多方不适。

（2）气郁化火型　肝郁气滞，郁久化热，火性炎上，循肝气上干头目；肝火内扰心神，则心神不安；郁于中焦，可致胃失和降；火灼津液，则胃肠积热。火气之证，症状繁多即由于此。

精神症状：情绪低落、见人强装笑脸、背人则悲泣厌世、性情急躁、运动减少或迟缓。

躯体症状：面色红赤、口苦咽干、头痛耳鸣、胸闷胁胀、嘈杂吞酸、大便秘结、舌红苔薄黄、脉弦数。

（3）气结痰阻型　多因谋虑不遂，情志过极，肝脾气结；气滞则脾失健运，聚湿生痰；痰气郁结，上逆胸膈、咽喉而发病。

精神症状：情绪低落、表情呆板、少语寡言、动作迟滞。

躯体症状：胸部闷塞、咽中梗物、吐之不出、咽之不下、舌苔白腻、脉弦滑。

2.虚证

如病证迁延，日久不愈，则病变由气及血，由实转虚，化火伤阴，气血受耗，病及心、脾、肾等脏，出现心脾两虚、肝肾阴虚之证。

（1）心脾两虚型　忧愁思虑，可直接导致脾气郁结，肝郁气滞、横逆侮脾，两者均可导致脾失健运；久而久之，则生化精微、化湿转输之功能受到影响；若平素虚弱，加之气血化源不足，必然造成气血不充、心失所养，而见心脾两虚的证候。

精神症状：情绪低沉、善悲易哭、嗜卧少动、兴趣缺乏、胆怯猜疑、神思恍惚。

躯体症状：面色无华、神疲乏力、头晕心悸、少气懒言、纳少便溏、舌质胖淡有齿痕、苔白、脉沉细无力。

（2）阴虚火旺型　肝气郁久化火，暗耗阴精，阴不制阳，则阴虚火旺之证出现。

精神症状：精神萎靡、情绪低落、健忘少眠、自罪自责、心烦易惊。

躯体症状：颧红盗汗、腰膝酸软、五心烦热、头晕目眩、口苦咽干、舌红少苔、脉细数。

综上所述，抑郁症的中医辨证强调抓主症、辨虚实，分清病在何处、在气在血，以确定治疗方案。

难治性抑郁症是如何发生的？

难治性抑郁症一般指采用足量、足疗程的至少两种作用机制不同的抗抑郁药物治疗无效的抑郁症。

有人将抑郁症戏称为"心灵感冒"，感冒可以反复发作，抑郁症也是一种复发性疾病，从这一点上来看，两者似乎有着相似之处。但是从治疗上看的话，抑郁症就远没有感冒这么简单了。众所周知，一般感冒的治疗并不难，吃点感冒药、多休息、多喝水，很快就可以痊愈。而"心灵感冒"的恢复远没有这么快，治疗的效果也不容乐观。研究显示，有将近30%的患者可能发展为难治性抑郁症。

那么难治性抑郁症是如何发生的呢？目前来看，这个问题尚且没有标准答案。导致抑郁症疗效不佳的因素众多，常见的有诊断错误、剂量不够、疗程不足、依从性差、合并其他躯体疾病或精神疾病等。以上都可以成为抑郁症难治的原因，因此要排除所有上述因素，仅从抑郁症这个疾病本身出发来确定真正"难治性抑郁症"并非易事。尽管如此，仍有大量的临床研究显示，具有以下因素的抑郁症往往疗效不佳，有可能成为难治性抑郁症。这些因素包括：老年期起病；合并焦虑、精神病性症状、认知损害；反复发作、既往疗效欠佳；伴发其他精神疾病、人格障碍、精神发育迟滞及各种躯体疾病；持续存在不能去除的应激因素；缺乏足够有效的社会支持系统等。

综上所述，难治性抑郁症的原因有些是可以通过正规系统治疗加以控制的，如诊断、剂量、疗程和依从性等问题；有些则具有不可控性，对于这些原因造成的难治性抑郁症恐怕需要多种治疗措施、多管齐下来对付了。

抑郁症为何容易误诊？

随着心理卫生知识的普及，心理健康似乎人人都在关注，人人又在不自觉中忽视。抑郁症，一个社会性问题，更是一个值得医学科学者关注的问题。目前全球约有3.4亿抑郁症患者，是精神分裂症患者的7倍，抑郁症目前已经成为世界第四大疾病。中国有超过2600万的人患有不同程度的抑郁症，其中90%的患者没有意识到自己可能患有抑郁症，约30%的抑郁症患者从未诊治，漏诊者高达60%，接受合理治疗的抑郁症患者仅10%。因此，我们不能不关注抑郁症的误诊问题。

典型的抑郁症，诊断难度不大。但情感性障碍，包括抑郁症在内，其临床症状的变异现象普遍存在，非典型病例并不鲜见，给诊断增添了难度，误诊屡见发生，甚至导致自杀身亡等本可避免的严重后果。就情感性障碍误诊总体而言，将精神分裂症误诊为情感性疾病较少，反之，情感性障碍误诊为精神分裂症等其他精神疾病的现象较为普遍。我国20世纪60年代至80年代初误诊率颇高，1982年曾有学者报告，误诊率达42.5%之高，其中包括相当比例的抑郁症被误诊为其他精神疾病。

抑郁症的误诊由来已久，原因复杂。究其根本是诊断概念的差异。众所周知，精神病学的先祖、德国精神病学家克雷丕林对精神分裂症及躁狂抑郁症的诊断十分强调疾病的过程和结局。他强调精神分裂症早年起病、慢性进展以及结局为"痴呆"（精神衰退）三要素；对躁狂抑郁症则强调周期性反复发作，发作间期有人格完整、精神状态正常和预后良好的特征。另一位在精神病学发展史中地位显赫、在学术上对后人影响颇深的权威布鲁勒对精神分裂症及躁狂抑郁症的诊断，在概念上与克雷丕林都有明显的差异，他十分强调精神分裂症临床症状的不协调性，即所谓分裂现象在诊断中的价值，认为精神分裂症不一定发病于早年，且部分患者预后良好，不一定全部患者均精神衰退，从而被后人引申出预后良好的不一定是躁狂抑郁症的观点。上述两位权威学者在精神病学发展史中贡献卓著，其学术理论观点在世界范围内可谓流芳百世。正因如此，他们对精神分裂症及躁狂抑郁症在诊断概念上的差异导致了后人在这两种疾病诊断上的长期纷争与紊乱，特别是在不典型病例的诊断上，两病间有交叉诊断的现象，乃至误诊常有发生，进一步导致了世界范围内不少国家和地区之间，特别是英国和美国之间，在相当长的时间内有关两种疾病流行病学的调查统计资料如发病率、患病率等的巨大差异。这种现象，我国在20世纪60年代至80年代初，曾有过较为突出的表现。在此期间，不少坚持布鲁勒诊断观点的精神科医生，对临床上只要显露有不协调症状或幻觉妄想的病例，不加分析地就诊断为精神分裂症，导致了精神分裂症诊断的扩大化，不少躁狂抑郁症被误诊。客观地说，进入20世纪80年代中期以后，在我国此种现象已得到明显的纠正，但是，旧的诊断概念的影响依然未彻底消除，抑郁症误诊所致的"悲剧"自杀身亡仍常有发生。

通常造成抑郁症误诊有以下两种原因。①诊断概念认识上和操作上的差异。在诊断抑郁症时，过分强调情绪低落、思维迟缓、行为抑制所谓"三低"症状的典型性，对于那些抑郁心境表现不够充分或所谓"三缺一、三缺二"的非典型病例，往往犯轻率排除抑郁症诊断的错误。在接触患者时，只注意症状的外部表现，忽视患者的内心体验，往往造成对症状的错误判断，就可能将抑郁症严重抑制所致的面无表情错判为精神分裂症的情感淡漠。同样，抑郁症患者的思维及言语的抑制，亦可被误认为是精神分裂症的思维贫乏等，这些均为导致误诊增添了错误的依据。②对情感性精神障碍伴有精神病性症状的认识。情感障碍发作过程中，是否可伴有一贯性的、与情绪障碍同生共灭的精神病性症状，即所谓精神分裂样症状，是导致抑郁症误诊最为多见同时又最有争议的因素。尽管争论的结果是肯定的，而且在CCMD-3及DSM-5载明，无论是躁狂或抑郁发作，严重时都可出现与心境不协调的妄想、幻觉等与心境不协调症状，但不超过2周，但临床上医生仅根据不协调的妄想、幻觉等症状就毫不犹豫地首先考虑精神分裂症的诊断仍为数不少，甚至对同时伴有抑郁症特征、明显的自杀观念和自杀行为以及既往发作史的事实而不顾，轻率地抛弃抑郁症的可能性，或在诊断上犹豫不决，对恶性度相当高、随时可产生严重后果的自杀观念泰然处之，不及时采取积极的防范和治疗措施。诊断上的一念之差和优柔寡断，往往导致自杀身亡等不可挽回的恶果，令人痛心疾首。

如何减少抑郁症的误诊？

抑郁症发作次数的多寡和追踪观察时间的长短与误诊有密切关系。发作次数越多，追踪时间越长，误诊率越低。对于第一次抑郁发作、诊断上有困难的病例，除了有自杀观念或行为的病例要及早采取防范和治疗措施以外，可延长追踪观察时间，或命名用诊断性治疗方法以免于误诊。减少抑郁症误诊至关重要的是，不断提高对抑郁症临床现象学不典型性的认识，切实增强抑郁症误诊可能导致严重后果的意识。但是，避免抑郁症的误诊、提高抑郁症的诊断水平，从根本上说，有赖于抑郁症病因学的多学科综合性研究结果。

什么是汉密尔顿抑郁量表？

汉密尔顿抑郁量表（Hamilton Depression Scale，HAMD）为1960年英国 Leeds 大学 M.Hzmilton 提出的，目的是为了对已诊断为抑郁症的患者评价其病情轻重及治疗后的症状变化。它是最早用于抑郁症的量表之一，是临床上判定抑郁状态最常用的量表。HAMD是目前最经典，也是目前临床上应用最普遍的抑郁症状他评量表，具有相当好的一致性，能较好地反映临床症状严重程度，且条目数量适中，有明确的操作用评定标准，简便易行。HAMD有17项、21项和24项3种版本，应用较广的是17项和24项版本。

HAMD评定应由经过训练的专业人员进行，由评定员采用交谈与观察相结合的方式，按量表内容对患者进行检查后评分，个别项目尚需向家属或病房工作人员收集资料。做一次评定需15~20分钟，这主要取决于患者的病情严重程度及其合作情况，如严重阻滞时，所需时间更长。评定的时间范围一般为评定当时或1周内的情况。

评定结果主要看以下两点。①总分：一般的划分线为，HAMD17项版本总分≥24分，可能有严重抑郁；≥17分，可能是轻或中度抑郁；≤7分，没有抑郁症状。②7个因子分：焦虑和躯体化、体重、认识障碍、日夜变化、阻滞、睡眠障碍和绝望感。

该量表项目比较简明，有具体评分指导，易于掌握。可用于抑郁症、双相障碍、神经症等多种疾病的抑郁症状之评定，尤其适用于抑郁症。然而，本量表对于抑郁症与焦虑症，却不能较好地进行鉴别，因为两者的总分都有类似的增高。

什么是抑郁自评量表？

抑郁自评量表（Self-rating Depression Scale，SDS）是美国W.K.Zung于1965年发表的，是一种患者自己进行的抑郁自我评定量表，也可用作检查者评定。该量表经各国医务人员、患者使用证实，为科学、实用、方便、经济的量表，目前在国内外仍广泛应用。此量表简便易行，由20个问题组成，包括4个因子：情感障碍、躯体症状、精神运动性障碍和心理障碍。累计总分，按满分为80，换算成指数，以反映抑郁的严重程度。由于可以判定抑郁程度的轻重，因此，不仅用来进行辅助诊断，还可以用来观察用药后的疗效、是否好转以及好转的程度、是不是已经恢复正常。Zun（仲氏）经测试研究后提出，指数达50%以上为抑郁，50%~59%为轻度抑郁，60%~69%为中度抑郁，70%以上为重度抑郁。该量表主要用于自我评定抑郁症状，优点是可以更深入地反映患者的情感体验，因为轻性抑郁或隐匿性抑郁或神经症患者，常不会主动向医生陈述，因此常不为医生觉察，通过自评可发现抑郁症状。缺点：评分结果与自评者文化程度或心理状况有关；病情严重者常常拒绝评定或由于迟滞明显而难以完成评分。

该表还常用于综合医院门诊及心理卫生调查，以发现抑郁症患者。在评价抑郁药物治疗时，该量表常作为辅助评价工具与汉密尔顿抑郁量表（HAMD）联合使用，能更好地反映治疗效果。

什么是流调用抑郁自评量表？

流调（流行病调查的简称）用抑郁自评量表（CES-D）是由美国精神卫生研究所Radloff于1974年编制，有20个项目，是一个信度、效度较好的自评量表，用于评定近1周的抑郁情况。量表分在0~9分为无抑郁，10~15分提示轻度抑郁，16~24分提示中度抑郁，24分以上提示重度抑郁。CES-D简单实用，可作为抑郁症状的筛选工具，适用于具有抑郁情绪障碍的成年人。但最终诊断抑郁症还需有专业临床医生通过会谈作出。

什么是Beck抑郁自评问卷？

Beck抑郁自评问卷（Beck Depression Inventory，BDI），又名Beck抑郁自评量表（Beck Depression Rating Scale），由美国著名心理学家A.T.Beck编制于20世纪60年代，是美国最早的抑郁自评量表之一，早年应用本量表者甚众，至今仍有一定影响。BDI有好几种版本，早年的版本为21项，其项目内容源自临床。以后发现，有些抑郁症患者，特别是严重抑郁者，不能很好地完成21项评定，常常是前半部分完成得还可以，后半部分却草草了事或干脆放弃。因此，Beck于1974年推出了仅13项的新版本，经实践认为新版本品质良好。本书附录介绍的就是测验使用BDI的13项版本。该量表自1967年以来，被应用于600个以上的研究项目，该版本是由采用修订经国内量表协作组（郑洪波等人）于1987试用并在国内推广的全国常模。BDI各项症状分别为：①抑郁；②悲观；③失败感；④满意感缺如；⑤自罪感；⑥自我失望感；⑦消极倾向；⑧社交退缩；⑨犹豫不决；⑩自我形象改变；⑪工作困难；⑫疲乏感；⑬食欲丧失。各项均为0~3分四级评分：0分为无该项症状，1分为轻度，2分为中度，3分为严重。BDI只有单项分和总分两项统计指标。Beck提出，可以用总分来区分抑郁症状的有无及其严重程度：0~4分（基本上）无抑郁症状，5~7分轻度，8~15分中度，16分以上严重。

什么是汉密尔顿焦虑量表？

汉密尔顿焦虑量表（Hamilton Anxiety Scale，HAMA）由 Hamilton 于 1959 年编制，它是精神科应用较为广泛的由医生评定的量表之一。HAMA 包括 14 个项目，采用 0~4 分的五级评分法，包括躯体性和精神性两大类因子结构。①躯体性焦虑：由躯体性焦虑-肌肉系统、躯体性焦虑-感觉系统、心血管系统症状、呼吸系统症状、胃肠道症状、生殖泌尿系统症状和自主神经系统症状等 7 项组成。②精神性焦虑：由焦虑心境、紧张、害怕、失眠、认知功能、抑郁心境以及会谈时行为表现等 7 项组成。HAMA 能很好地衡定治疗效果，以及比较治疗前后症状变化，且一致性相当好。如利用因子分析法作疗效分析，还能确切地反映各靶症状的变化情况。

按照全国量表协作组提供的资料，总分超过 29 分，可能为严重焦虑；超过 21 分，肯定有明显焦虑；超过 14 分，肯定有焦虑；超过 7 分，可能有焦虑；小于 6 分，没有焦虑。一般以 HAMA14 项总分 14 分为分界值。该量表长度适中、简便易行，适用于有焦虑症状的成年人。可用于焦虑症，但不太适宜于估计各种精神病时的焦虑状态。同时，与 HAMD 相比较，有些重复的项目，如抑郁心境、躯体性焦虑、胃肠道症状及失眠等，故对于焦虑症与抑郁症，HAMA 与 HAMD 一样，都不能很好地进行鉴别。

什么是焦虑自评量表？

焦虑自评量表（Self-rating Anxiety Scale，SAS）由 Zung 于 1971 年编制，共 20 个项目，每个项目按症状出现的频度分为四级评分，其中 15 个为正向评分，5 个为反向评分。可以用于评定抑郁合并焦虑患者的主观感受。SAS 从量表构造的形式到具体评定的方法，都与抑郁自评量表（SDS）十分相似。SAS 可以评定焦虑症状的轻重程度及其在治疗中的变化，适用于具有焦虑症状的成年人。主要用于疗效评估，不能用于诊断。

什么是儿童抑郁障碍自评量表?

儿童抑郁障碍自评量表(Depression Self-rating Scale for Children,DSRSC)共有18个项目,按没有(0)、有时有(1)、经常有(2)三级评分。量表为负性评分,得分高表示存在抑郁;其中第1、2、4、7、8、9、11、12、13、16项为反向记分,即没有(2)、有时有(1)、经常有(0),在统计时将其转换成0、1、2记分,再将各项目分相加即为量表总分。

什么是儿童焦虑性情绪障碍筛查表?

儿童焦虑性情绪障碍筛查表(the Screen for Child Anxiety Related Emotional Disorders,SCARED)用于9~18岁儿童青少年自评焦虑障碍,由41个条目组成。按0~2三级记分,(0)表示没有此问题、(1)有时有、(2)经常有。得分高提示存在焦虑表现。该量表平行于DSM-5对焦虑性障碍的分类,由5个分量表组成,即:躯体化和惊恐、广泛性焦虑、分离性焦虑、社交恐怖、学校恐怖。2001年已由苏林雁制定了全国城市常模。

治疗篇

- ◆ 抑郁症的治疗目标是什么？
- ◆ 抑郁症的主要治疗原则有哪些？
- ◆ 目前治疗抑郁症有哪些好方法？
- ◆ 常用的抗抑郁药物有哪几大类？
- ◆ 单胺氧化酶抑制剂抗抑郁症的机制和注意事项是什么？
- ◆ ……

抑郁症的治疗目标是什么？

抑郁症的治疗目标是：临床症状的缓解，恢复社会功能以及预防复燃或复发。

临床治疗的目标可以分为急性期目标，中期目标和长期目标。

急性期治疗的最终目的是为了达到缓解，不仅仅要达到无症状，还要求有心理社会功能和职业功能的改善以及生活质量的提高。

中期治疗的目标是进一步巩固疗效，防止复燃，消除残留症状，及恢复到病前的功能水平。

长期治疗的目标是防止复发，维持功能状态及一个令人满意的生活质量。

对患者来说，最重要的缓解标准是要有积极的心理健康特征，如乐观、自信、恢复到正常的自我状态及功能水平。患者在急性期治疗中的缓解水平与其长期预后有关，其中包括复燃风险降低和功能改善，因此达到临床症状的完全缓解以及恢复到病前的心理社会功能越来越受到重视。

抑郁症的主要治疗原则有哪些？

（1）在明确了治疗目标后，需要对患者的健康水平进行评估　许多躯体疾病以及治疗这些疾病的药物会和抑郁症状有一定的关系。因此，发现、评估以及治疗患者的躯体疾病（包括神经系统疾病、内分泌疾病、风湿类疾病等）是非常重要的。

（2）在抑郁症治疗的各个阶段（期），评估和防止自杀是重要原则之一　应该在治疗过程中定期评估自杀风险。需要注意的是，当患者症状开始好转时，会增加其自杀风险，可能与患者精力的好转先于情绪的好转有关。在自杀风险的评估中，要包括询问患者对生活的希望和打算，因为绝望感大大增加了自杀风险。可以通过转移注意力来控制自杀念头，比如外出散步或给朋友打电话。有严重自杀倾向的患者需要住院治疗以保护其安全。

（3）无论是何种治疗方案，都需要与患者建立合作性的治疗关系　可以对患者进行教育，告诉患者抑郁症的性质和主要症状、可供选择的治疗、治疗的效果和风险、可能出现的不良反应以及疾病的预后。通过对疾病有一个全面的了解，可以使患者更信任医生提供的治疗。患者也能在积极参与治疗决策的过程中更感受到自己对疾病的控制能力。

（4）依从性是治疗抑郁症成功与否的关键　告知患者以下这些信息有助于提高其服药的依从性：①抗抑郁药物不会成瘾；②遵医嘱每天服药；③症状明显缓解需要服药2~4周；④即使自我感觉"病好了"，也不要自行停药；⑤服药后通常会出现一过性的轻度不良反应。如果不良反应比较严重，请及时告知医生。

（5）在整个治疗过程中，医师应该定期随访治疗的效果　治疗初期应该1~2周随访一次，直至达到临床缓解。之后可以根据患者的具体情况，每月进行随访。大多数患者的治疗起效时间是2~4周，6~8周后症状明显改善，抑郁症状的完全缓解需要8~12周。完全恢复到病前的社会功能水平需要更长的时间。如果治疗4周后没有任何效果，则需要对治疗方案进行调整。可通过各种症状评定量表进行疗效的评估。通常，治疗有效的标准是当前评分比基线评分降低50%以上，临床缓解的标准是当前评分处于正常范围内（即达不到抑郁状态）。

对于仅有一次抑郁发作的患者来说，在症状缓解后第一年的复发风险是第二年的2倍。因此，当患者一旦进入抑郁症的完全缓解期，维持治疗（例如，患者需要继续服药多久？）就显得尤为重要了。临床症状的完全缓解是急性期治疗和维持期治疗的共同目标，因为残留症状会增加复发和复燃率，提高慢性化程度和自杀率，降低生活质量，加重疾病负担。在维持期治疗中，重点要教会患者识别复发或复燃的早期症状以及加强患者的服药依从性。维持期治疗的药物剂量应与急性期治疗的药物剂量相同。在达到临床缓解后，患者需要继续服用抗抑郁药物至少6个月。对于以下情况，需要延长维持期治疗，至少2年，甚至终身服药：①慢性患者（病程超过2年）；②严重发作（自杀、精神症状）；③难治性抑郁发作；④频繁发作（过去2年内有发作2次）；⑤反复发作性病程（大于等于3次以上）；

⑥年龄>65岁。

如果决定停止药物治疗，应该缓慢减量以避免停药综合征。

目前治疗抑郁症有哪些好方法？

抑郁发作时，是需要服药的。在药物的作用下，还可以进行心理疏导。需要强调的是，药物是必须的。有些人怕药物有毒性及不良反应、会成瘾。其实，目前治疗抑郁症的药物很多，近十年推出的非经典抗抑郁药，毒性及不良反应较小，疗效都比较好，抗抑郁药不会产生成瘾性。

常用的抗抑郁药物有哪几大类？

自从上个世纪中期偶然发现了单胺氧化酶抑制剂（MAOIs）和三环类抗抑郁药（TCAs）后，抗抑郁药物的发展非常迅速，品种多达数十种。根据作用机制的特点，主要有以下八大类。

（1）单胺氧化酶抑制剂（MAOIs）。

（2）三环类抗抑郁剂（TCAs）。

（3）选择性NE再摄取抑制剂（NRIs）。

（4）选择性5-HT再摄取抑制剂（SSRIs）。

（5）5-HT/NE再摄取抑制剂（SNRIs）。

（6）NE/DA再摄取抑制剂（NDRIs）。

（7）NE和特异性5-HT能抗抑郁剂（NaSSAs）。

（8）5-HT拮抗或摄取抑制剂（SARIs）。

单胺氧化酶抑制剂抗抑郁症的机制和注意事项是什么？

不可逆的单胺氧化酶抑制剂（MAOIs）是第一代的抗抑郁药物。20世纪40年代后期异烟肼及相关复合物被用于治疗结核患者时，发现很多患者服药后出现了情绪的高涨。异丙肼是20世纪50年代问世的第一个抗抑郁药物，其作用机制是通过抑制单胺氧化酶活性，减少中枢神经系统内单胺类神经递质的降解，相对提高中枢单胺类递质水平，从而产生抗抑郁作用。属于这一类的还有异卡波肼、苯乙肼、反苯环丙胺等。这些药物曾一度广为应用，但是这类药物同时阻断了酪胺的代谢，可导致高血压，甚至高血压危象，故用药期间需严格控制饮食。此外可引起肝实质损害导致死亡，危险性大，使这类药物的临床应用受到很大限制而逐渐被淘汰。尽管如此，MAOIs的作用机制对抑郁症的病理解释，特别是对单胺类假说的发展有着不可磨灭的贡献。

可逆性的单胺氧化酶抑制剂（RIMA）是对MAOIs的一种革新，是在MAOIs的基础上进行结构改造，通过可逆性、可选择性地抑制A型单胺氧化酶（MAO-A），提高脑内NE、5-HT和DA的水平，使大脑兴奋性增加，治疗抑郁症状。与MAOIs相比，RIMAs具有抑制酶作用快、停药后MAO活性恢复快的特点。代表药物是吗氯贝胺，其抗抑郁的主要特点是非永久性地抑制MAO的活性，当体内酪胺水平增加时，RIMAs与MAO的结合即被酪胺取代，使酶可以降解这些有潜在危害性的酪胺。此外，吗氯贝胺选择性地抑制A型单胺氧化酶的活性，而酪胺与A型和B型单胺氧化酶都能结合，因此很少影响酪胺的代谢。RIMAs的抗胆碱能不良反应轻微，克服了老一代MAOIs的产生肝脏毒性和高血压危象的缺点，也不会导致体重增加和体位性低血压，提高了患者的顺应性。

什么是三环类抗抑郁药？

三环类抗抑郁剂（TCAs）是紧接着MAOIs之后的另一类抗抑郁药，主要有米帕明、阿米替林、多虑平、氯米帕明、去甲替林等。TCAs的抗抑郁作用可能主要是突触前摄取抑制，提高突触间隙的5-HT和NE的水平，而达到治疗的目的。自20世纪50年代末至今，其抗抑郁作用经受了考验，即使与新型抗抑郁药相比，它的疗效也是值得肯定的。由于TCAs的非选择性作用,其不良反应同样突出,常见的有口干、便秘、瞳孔扩大、视力模糊、排尿困难和直立性低血压等。此外,有心脏毒性作用,原有心脏疾病的患者服药后可能产生严重的传导阻滞或心律失常。这些不良反应使TCAs的临床使用受到了一些限制,尤其是新型的抗抑郁药物问世后;但是其疗效肯定且价格便宜,对经济收入低下的患者仍是优先考虑选用的药物。

什么是选择性去甲肾上腺素再摄取抑制剂?

选择性去甲肾上腺素(NE)再摄取抑制剂(NRIs)的代表药物有瑞波西汀、米安舍林、麦普替林。瑞波西汀是第一个NRIs,通过抑制神经元突触前膜的NE再摄取,增强中枢神经系统NE的功能,从而发挥抗抑郁作用。瑞波西汀无三环结构,与TCAs作用不同的是,它对肾上腺素 α_1 受体、组胺 H_1 受体、胆碱能M受体无亲和力,从而避免了因对这些受体的作用而引起的不良反应。常见不良反应有口干、失眠、出汗、便秘等。

什么是选择性5-羟色胺再摄取抑制剂?

从20世纪70年代起开始研制的新一代抗抑郁药,并于20世纪80年代末开始上市,目前已成为一线用药,临床上主要应用的是选择性5-羟色胺再摄取抑制剂(SSRIs)。SSRIs共有6种,分别是氟西汀、舍曲林、帕罗西汀、西酞普兰及氟伏沙明和艾司西酞普兰。SSRIs的作用机制为选择性地抑制突触神经元对5-羟色胺(5-HT)的摄取,从而增加突触间隙中5-HT的浓度以达到治疗抑郁的目的。SSRIs几乎不影响其他神经受体(例如组胺受体、乙酰胆碱受体、肾上腺素 α 受体、快速钠通道、NE再摄取泵等),因此SSRIs的作用位点相对"单一",这与其安全性高、不良反应少密切相关。SSRIs的治疗指数大,即使患者过量服用也不会出现严重的毒性反应如心律失常、血压异常、癫痫发作、昏迷及呼吸抑制等。SSRIs与其他药物的相互作用所致的危险性小,但与MAOIs合用时可产生5-HT综合征。

常用5-羟色胺再摄取抑制剂有哪些？

1.氟西汀（百优解、优为克、奥麦伦）

第一个进入美国市场的5-羟色胺再摄取抑制剂，20世纪70年代初研制，1988年批准临床应用。

适应证：抑郁症、强迫症、经前期紧张症、贪食症、惊恐发作、双相抑郁（与奥氮平合用），其他还有社交焦虑障碍、创伤后应激障碍。症状为抑郁情绪，动力和兴趣缺乏，焦虑，睡眠障碍。氟西汀与奥氮平合用可以治疗双相抑郁、难治性单相抑郁和精神病性抑郁。通常需要3~4周起效。

用法用量：剂量至少5~10mg/d，最佳20~40mg/d。推荐剂量为10~20mg/d。初始剂量20mg，1日1次，早晨服用。如能耐受，20mg/d应维持3周，然后逐渐加量，多数抑郁患者每日不超过40mg，有些患者<10mg或更少。可将20mg胶囊溶于水或饮料中分次服，溶液应置冰箱内保存。

强迫症：60mg/d改善最明显，但不良反应也最大。推荐起始量20mg，如能耐受，3周可加至40mg/d，1个月后酌情加至60mg/d。

常见不良反应：失眠、恶心、易激动、头痛、运动性焦虑、精神紧张、震颤等，多发生于用药初期。有时出现皮疹。停药5周才能换用MAOI。肝功能不全、癫痫患者慎用。

2.帕罗西汀（塞乐特、乐友、舒坦罗）

20世纪70年代开发，1993年在美国推出，是最强的5-羟色胺再摄取抑制剂之一。

适应证：主要用于防治难治性重度抑郁障碍，对伴焦虑的抑郁症较适合。被FDA批准的适应证有抑郁症、强迫症、惊恐障碍、社交焦虑障碍、创伤后应激障碍、广泛性焦虑、经前期紧张症。靶症状是抑郁情绪、焦虑、睡眠障碍、惊恐发作、回避行为、警觉性增高。失眠或焦虑在治疗的早期就可缓解。

用法用量：初始剂量20mg，1日1次。每隔1周可增加10mg直至最大剂量50~60mg/d。如仍无效者，可能判定无效，应换用其他药物。停药时应缓慢，以免出现撤药反应。

不良反应：可能出现剂量相关的嗜睡、眩晕、震颤、虚弱、恶心。可能出现头痛、失眠、紧张、焦虑、体位性低血压、性功能障碍、胃肠道反应。

注意事项：肝肾功能障碍或老年患者应适当减少剂量，儿童、妊娠或哺乳期妇女慎用。

3.舍曲林（左洛复）

1992年推出的新的选择性5-羟色胺再摄取抑制剂。

适应证：主要为抑郁障碍的治疗和预防，也适用于强迫症、社交焦虑障碍、心境恶劣障碍、非典型抑郁和惊恐障碍。

用法用量：开始1日1次，50mg，饭后服或与食物同服。2~4周生效，有时疗效出现较快。可间隔1~2周调整剂量，最高剂量200mg/d，最佳剂量为50~100mg/d。约2/3患者50mg/d效果满意。根据睡眠情况早晚服均可。

不良反应：较轻，可有恶心、厌食、腹泻、失眠、性功能障碍、射精延迟。

注意事项：对本品高度敏感者、严重肝功能不全者禁用。肾功能不全、孕妇、哺乳期妇女不宜使用。有癫痫病史者慎用。本品最好在进餐时用，可增加药物的吸收。

4.氟伏沙明（兰释）

适应证：抑郁症及相关症状的治疗。对伴强迫的抑郁症较适合。

用法用量：抑郁症：起始剂量为50mg/d或100mg/d，晚上一次服用。逐渐增量直至有效。常用有效剂量为100mg/d，个别病例可增至300mg。若每日剂量超过150mg，可分次服用。世界卫生组织要求，患者症状缓解后，继续服用抗抑郁剂至少6个月。本药用于预防抑郁症复发的推荐剂量为100mg/d。

强迫症：推荐的起始剂量为50mg/d，服用3~4天，通常有效剂量为100~300mg/d。应逐渐增量直至有效剂量。成人每日最大剂量为300mg，8

岁以上儿童和青少年的每日最大剂量为200mg。单剂量口服可增至每日150mg，睡前服。若每日剂量超过150mg，可分2~3次服。如已获得良好的治疗效果，可继续应用此剂量，根据个人反应调整剂量。由于强迫症是一种慢性疾病，服药后症状常在10周内以上才改善。

不良反应：可有恶心、呕吐，服药2周后通常会消失。

注意事项：对肝或肾功能异常的患者，起始剂量应较低并密切监控。有癫痫史或异常出血史患者慎用。对老年患者应缓慢增量。哺乳期妇女服药期间应停止哺乳。服用本药宜用水吞服，不应咀嚼。

5.西酞普兰（喜普妙）

被FDA批准的适应证有抑郁症，其他还有经前期紧张症、强迫症、惊恐发作、广泛性焦虑障碍、创伤后应激障碍以及社交恐怖症。

用法用量：成人开始量为20mg/d，每日服用1次。以后可增加至40mg/d，必要时可增至最高剂量60mg/d。超过65岁的患者剂量减半，即10~30mg/d。

不良反应：通常很少，很轻微，且短暂。最常见的不良反应有恶心、出汗增多、流涎减少、头疼和睡眠时间缩短。通常在治疗开始的第一周或第二周时比较明显，随着抑郁状态的改善，这些不良反应会逐渐消失。

注意事项：抗抑郁剂治疗属于对症治疗，必须持续相当长的时间，一般来说对躁狂性抑郁精神障碍需4~6个月。若出现失眠或严重的静坐不能，在急性期建议辅予镇静治疗。肝功能不全的患者应以低剂量开始，并严密监测。

什么是5-羟色胺与去甲肾上腺素再摄取抑制剂？

5-羟色胺与去甲肾上腺素再摄取抑制剂（SNRIs）的作用机制为既抑制5-羟色胺（5-HT）的再摄取又抑制去甲肾上腺素（NE）的再摄取，具有双重作用。与三环类抗抑郁剂（TCAs）的不同在于除了对5-HT及NE的再摄取的抑制作用外，对肾上腺素 α_1、胆碱能及组胺受体几乎无亲和力，所以SNRIs具有选择性作用。SNRIs的代表药为文拉法辛，总体临床疗效与三环类及SSRIs相当，其特点是起效快、耐受性好，对难治性抑郁有较好的治疗作用。需要注意的是，文拉法辛在低剂量时（75mg），对5-HT的再摄取抑制作用较强，而对NE的再摄取作用轻微，只有在高剂量时（达到150mg）才对5-HT和NE均有较强的再摄取抑制作用。SNRIs类新药还包括米那普仑和度洛西汀。米那普仑对NE的再摄取作用要强于对5-HT的作用，这刚好与文拉法辛相反。度洛西汀是SNRIs中的最新成员，它的双重再摄取作用要强于文拉法辛，每天60mg即能同时抑制5-HT及NE的再摄取。

SNRIs的代表药物文拉法辛的使用说明有哪些？

文拉法辛低剂量仅有5-羟色胺再摄取阻滞，中至高剂量有5-羟色胺和去甲肾上腺素再摄取阻滞，超高的剂量有多巴胺以及5-羟色胺和去甲肾上腺素再摄取阻滞。起效较快。

适应证：经FDA批准的适应证有抑郁症、广泛性焦虑障碍、社交焦虑障碍，其他还有惊恐障碍、创伤后应激障碍、经前期紧张症。症状是抑郁情绪，精力、动力和兴趣降低，睡眠障碍，焦虑。低剂量时与SSRI没有多大差别，可用于迟滞、睡眠过多、体重增加和非典型抑郁症；中至高剂量用于严重抑郁症和难治性抑郁症的患者。

用法用量：①普通剂型：初始剂量75mg/d，分2~3次服用，数周后可增加至75mg，2次/日。最大剂量225mg/d。②如需快速起效：初始剂量150mg/d，分2~3次服用，每隔2~3天增加50~75mg，直至达最大剂量375mg/d。然后再逐渐减量直至达期待效果。③缓释剂型：75mg，1次/日，每隔4天以上可逐渐增加，直至达最大剂量375mg/d。

起效时间通常需要2~4周，治疗6~8周后仍然无效，需要增加剂量或判定无效。

不良反应：低剂量时不良反应与SSRIs类似，如恶心、激越、性功能障碍和失眠；中至高剂量时不良反应为失眠、激越、恶心以及头痛和高血压。从小剂量开始以减少上述情况发生，逐渐加量直到达到预期效果。

注意事项：肝肾功能损害、高血压、癫痫患者慎用。避免突然停药，建议于数周内逐渐减量。撤药反应常见，如胃肠反应、头晕、出汗等。

什么是去甲肾上腺素与多巴胺再摄取抑制剂？

去甲肾上腺素与多巴胺再摄取抑制剂（NDRIs）的代表药物为安非他酮，一般认为安非他酮的作用机制主要为抑制去甲肾上腺素的再摄取，但也有一定多巴胺样活性。现有的临床研究显示，安非他酮的抗抑郁作用与TCAs及SSRIs相当，而且该药较少引起患者体重增加及性功能障碍，并且转躁狂风险小。安非他酮常见的不良反应为食欲减退、口干、多汗、耳鸣、震颤、激越、失眠等。需注意该药可诱发癫痫。

什么是去甲肾上腺素和特异性5-羟色胺能抗抑郁剂？

目前应用在临床上的去甲肾上腺素能和特异性5–羟色胺能抗抑郁剂（NaSSAs）只有米氮平，它是四环类抗抑郁剂6–氯米氨舍林的衍生物。米氮平的主要作用机制为拮抗突触前肾上腺素 α_2 自身受体及异质受体而增加NE及5–HT水平，加强NE能及5–HT能的神经功能，同时特异性阻滞 $5–HT_{2A}$，$5–HT_{2C}$ 及 $5–HT_3$ 受体，对组胺 H_1 受体也有一定程度的拮抗作用。米氮平有良好的抗焦虑和改善睡眠的作用，故对伴有明显焦虑、激越和失眠的抑郁症患者效果较好。

NaSSAs的代表药物米氮平的使用说明有哪些？

米氮平（米塔扎平、瑞美隆）为NaSSA类药物代表。

适应证：经FDA批准的适应证有抑郁症，其他还有惊恐发作、广泛性焦虑障碍和创伤后应激障碍。该药对重度抑郁和明显焦虑、激越的患者疗效明显且起效较快，对患者的食欲和睡眠改善明显。

用法用量：初始剂量为15mg/d，晚间1次服用（或分次）。隔1~2周可逐渐增加剂量直至出现最佳效果。剂量范围为15~45mg/d，最高剂量为45mg，分次或晚间1次服用。

起效时间：对失眠和焦虑的作用可短期内见效，但对抑郁的治疗作用通常需要2~4周。若6~8周内无效，应增加剂量或判定无效。

不良反应：有口干、便秘、食欲增加、体重增加、镇静、头晕、多梦、意识障碍、流感样症状（可能表现白细胞或中性粒细胞计数低）、低血压。过度镇静和引起体重增加是较为突出的不良反应。在治疗过程中应监测体重。严重的不良反应有罕见的癫痫、诱发躁狂或激活自杀观念。

注意事项：癫痫、有双相障碍病史、肝肾功能损害、心血管疾病者慎用。警惕发生中性粒细胞减少或缺乏，注意观察发热、咽痛或其他感染征象的出现。避免突然停药，建议于数周内逐渐减量。与单胺氧化酶抑制剂合用可引起5-羟色胺综合征。

什么是5-羟色胺拮抗或摄取抑制剂？

5-羟色胺拮抗或摄取抑制剂（SARIs）是一种5-HT增强剂，作用机制较独特，主要通过对5-HT$_2$受体拮抗作用和对5-HT再摄取的抑制作用，最终促进5-HT$_{1A}$受体调控的神经递质传递。代表药物为曲唑酮及尼法唑酮。曲唑酮自身具有阻断5-HT$_2$的作用以及通过其代谢酶mCPP来激动5-HT$_1$和5-HT$_{2C}$。尼法唑酮有轻度的5-HT再摄取作用，其作用主要是拮抗5-HT$_2$受体。

SARIs的代表药物曲唑酮的使用说明有哪些？

曲唑酮（每素玉、美抒玉、盐酸曲唑酮）是最早开发出的非三环类抗抑郁药之一，为SARI类抗抑郁药。

适应证：主要用于治疗各种抑郁症。顽固性抑郁症患者经其他抗抑郁药治疗无效者，可适用本药。治疗失眠作用起效快；治疗抑郁的作用需2~4周。若治疗6~8周仍然无效，需要增加剂量或判定无效。最近有报道，该药的抗抑郁效果相对较弱，但较安全，且镇静作用明显，因此实际上主要用于治疗失眠，长期服用该药不会成瘾。

用法用量：初始剂量为50~100mg/d，分次服用。每3~4天可增加50mg。门诊患者一般用量为200mg/d。最大剂量：400mg/d，分次服用，适用于住院的严重患者。治疗失眠时，起始剂量为25~50mg/d，通常为50~100mg/d。

不良反应：有恶心，呕吐，水肿，视力模糊，便秘，口干，头晕，镇静，疲乏，头痛，共济失调，震颤，低血压，晕厥。长期治疗时罕见窦性心律过缓及皮疹。严重的罕见不良反应有阴茎持续勃起、癫痫、诱发躁狂或激活自杀观念。

注意事项：慎用于有肝脏损害的患者和儿童，不推荐用于心肌梗死的恢复期患者。老年患者应减量。妊娠三个月避免使用，哺乳期应停止服药。该药的优势是治疗失眠时不会产生依赖，辅助其他抗抑郁药治疗残留的失眠和焦虑症状，伴焦虑的抑郁症患者，极少引起性功能障碍。缺点是不适用于乏力、睡眠过多的患者和难以忍受镇静作用的患者。

什么是理想的抗抑郁药物？

一般认为理想的抗抑郁药物应该具有如下特点。

（1）安全 对药物首先要关注其安全性，应该没有或较少出现抗胆碱能不良反应，较少引起心脏毒性、性功能障碍、癫痫发作、过量中毒以及5-HT综合征或停药综合征，尤其是对心脏的毒性。早期的抗抑郁药物往往具有较大的毒性，甚至可能致死。新型的抗抑郁药物需要具有毒性小、治疗指数高、长期用药后无蓄积毒性以及与其他药物的相互作用小的特点，此外应该较少或几乎不诱发躁狂。

（2）耐受性好 药物耐受性的好坏，影响了患者服药的依从性，是决定一个药物能否充分发挥作用的重要因素之一。急性期治疗时不良反应越小，患者就越能耐受。长期治疗时的不良反应也要求越小越好。适用于特殊人群，如儿童、老年及躯体疾病患者。

（3）有肯定的疗效　理想的药物应该具有起效快、显效率高的特点，能够完全缓解抑郁症状。在临床应用时，能对某一亚型有突出的疗效，或者作用谱广泛，包括能迅速缓解自杀企图、对焦虑症状和焦虑谱系障碍有效、对难治性抑郁症和伴精神病性症状的抑郁症有效，以及能改善睡眠障碍。

（4）价格低廉　抗抑郁药物一般需要服用相当长的一段时间以防复发，因此需要考虑价格因素。但是并非纯粹地价格低就是好，应该综合评价药物的价格疗效比，比值越小越好。

（5）服用方便　用药方便应该是理想的抗抑郁药的重要条件之一。剂型一般应以口服药为主，用法最好每日1次，但如果日剂量较大，可分次服用。不必监测血药浓度，剂量调整方便，初始剂量即达到治疗剂量。

如何选择抗抑郁药物？

选择抗抑郁药物时要全面考虑患者症状特点、年龄、躯体状况、药物的耐受性、有无合并症，因人因药而异地个体化合理用药。在临床实际中，在抗抑郁药选择上提供给处方者的方法就是要求临床医生系统考虑药物的5个特征：有效性、安全性、耐受性、现实社会能力和经济价值。前三者是选择抗抑郁药的传统标准，后两者反映了患者怎样以实际行动对付药物花费等方面的问题。

对于首次发作的患者，首选已经证实或公认为疗效肯定、耐受性好的治疗方法或药物，其目的是达到长期临床治愈和完全康复，而不是症状的减轻或部分有效。对于复发的患者，应考虑患者既往的治疗史，首先选择过去治疗有效的抗抑郁药物。

选择抗抑郁药物时需考虑患者的症状表现。尽管基础研究显示，不同的神经递质对应的临床症状会有很大程度的重叠，但是一些症状会与某个神经递质（5-HT或NE）的相关性更大。因此，临床应用某一抗抑郁药物就会针对性地对一些抑郁症状有效。比如，增强去甲肾上腺素能作用的抗抑郁药物对于那些动力缺乏、精力减退、需要提高注意力和警觉性的患者更有效。对于那些有强迫和焦虑症状的患者，应该选择更针对5-HT受体的抗抑郁药物。双受体作用的药物和三环类抗抑郁药对不同症状均有疗效，但是严重的不良反应限制了三环类抗抑郁药物的临床应用发展。当患者伴发精神病性症状时，可与抗精神病药联用或同时合并使用电休克治疗。对于有严重自杀倾向的患者用危险性较小的药物以防患者过量服药。

对于维持期的治疗，在选择用药时应考虑：抑郁发作的严重程度、既往抑郁发作的频度、自杀的危险以及出现明显不良反应的危险性。抗抑郁药物不能预防患者转向躁狂，甚至会增加转躁狂的风险。因此，可适当加用心境稳定剂治疗，包括碳酸锂、丙戊酸钠、拉莫三嗪等。

尽管抗抑郁药物的选择性越来越广泛，但是许多患者还是无法达到缓解，而且经常复发。临床医生应该全面了解抗抑郁药物的标准剂量、不良反应、药物相互作用以及停药反应等临床应用特点。

如何调整药物治疗方案？

当前的观点是以循证医学的步骤来指导临床医师的治疗决策。单一治疗药物的选择是根据不良反应少和安全性高作为首选条件，然后根据患者的疗效反应逐步纳入规范的流程。一旦单一药物治疗失败应该考虑其他可选择的治疗方案，其中包括换用同类或非同类抗抑郁药、加用其他非抗抑郁药、合并2种抗抑郁药物或与心理治疗联用。

一种抗抑郁药治疗无效，怎样换药？

抑郁症的序贯治疗研究建议：对一种抗抑郁药治疗无效的患者可安排其进入下述6种治疗方案的任何一种。

（1）在原抗抑郁药治疗基础上加用其他药物或心理治疗。

（2）更改用不同抗抑郁药或心理治疗。

（3）加用心理治疗或停用抗抑郁药改用心理治疗。

（4）换另一种抗抑郁药。

（5）与其他药物合用。

（6）与其他药物合用或换用另一种抗抑郁药。

换药往往是首推的治疗策略，但是即使在抑郁症的序贯治疗研究后，也没有得出指导临床医师决定到底是换药还是加用另一种抗抑郁药物的依据。在缺乏循证结果的情况下，应该综合考虑药物的不良反应、药物是否已经部分起效以及既往的用药史，来决定后续的治疗方案。

换药的方法有多种，可换用同一作用机制的另一种药物或另一种作用机制的药物。SSRIs各自的药代动力学不完全相同，因此不良反应、药物相互作用亦不同。患者对一种SSRI无效或无法耐受其不良反应，但换用另一种SSRI可能会获得良好的效果，尤其是在患者无法耐受药物不良反应的情况下。对SSRIs无效的患者还可以换用双重作用机制的药物，如5-羟色胺与去甲肾上腺素双重再摄取抑制剂（SNRIs）或去甲肾上腺素和特异性5-羟色胺能抗抑郁剂（NaSSAs）。

通常来说，换用另一个抗抑郁药物前不需要清洗期。当第一个抗抑郁药物逐渐减量的时候，加上第二个药物。但是在重叠期，一些患者会出现累加的药物不良反应。因此，对于那些因为无法耐受第一个抗抑郁药物而换药的患者来说，最好能够给予一段清洗期，使原先的药物不良反应逐渐消失。需要重点强调的是，停止或开始换用MAOIs是需要清洗期的。在开始使用MAOIs前，需要2周的清洗期（之前用氟西汀的需要4~5周）。在停止使用MAOIs后，也需要等待2周再开始使用另一种抗抑郁药物。可逆性MAOI——吗氯贝胺只需要2~4天的清洗期。

其他的调整方法包括加用增效剂治疗或两种药物联合治疗。相比之下，换药的好处在于单一药物治疗的简便性及没有药物的相互作用。但在另一方面，加增效剂或联合治疗保留了原先药物已有的疗效，避免了停药症状以及提高了快速起效的可能。联合治疗可能存在这样的问题：如果单一使用第二种药物即能对患者有效，那么联合治疗就可能对患者产生额外的不良反应，并增加了患者的开支。

抑郁症的序贯治疗研究尽管没有最终发现哪种药物或者方法可以一标中的或者一劳永逸，但是当临床医生在开始为抑郁症患者进行治疗时或者最初的治疗失败后，也不应放弃治疗。医生应与患者共同努力调整治疗剂量，直至达到最佳水平，避免中断治疗。

如何评价抗抑郁药物的治疗效果？

这里就需要说明与抑郁症治疗密切相关的几个概念，可以简单地用3个英文缩写字母"R"来表示，即有效（response）、缓解（remission）和临床痊愈（recovery）。临床上有许多量表可供评估，如汉密尔顿抑郁量表（HAMD）、抑郁症状问卷（BDI）等。以HAMD作为评估手段，所谓有效是指抑郁症状减轻，汉密尔顿抑郁量表（HAMD）评分减分率至少达50%；缓解是指在有效基础上抑郁症状完全消失，HAMD评分少于8分，并且社会功能恢复良好；临床痊愈是指患者完全恢复正常或缓解至少6~12个月。

抗抑郁药物有哪些不良反应？

服用SSRIs药物后，早期会出现中枢神经系统以及胃肠道紊乱的不良反应，这些情况一般都是自限性的。SSRIs和SNRIs的中枢神经系统不良反应一般介于增加警觉性的安非他酮和相对更具有镇静作用的米氮平之间。选择性5-羟色胺再摄取抑制剂（SSRIs）和5-羟色胺与去甲肾上腺素再摄取抑制剂（SNRIs）也会产生嗜睡和镇静的作用，但是发生率较低，严重程度也较轻。氟伏沙明和氟西汀可能会产生情感淡漠的不良反应，这往往很难区分到底是抑郁症的残留症状还是药物所引起的冷淡和漠不关心。三环类抗抑郁剂药（TCAs）和帕罗西汀的抗胆碱能作用会影响患者的认知功能。

抗抑郁药物所致的体重增加是治疗依从性差和停药的主要原因之一，而且在治疗前就超重或是肥胖的患者中更容易发生。TCAs和米氮平可以很快地引起体重增加，这可能与阻断了组胺H_1受体有关，导致对糖分的渴求和食欲的增加。单胺氧化酶抑制剂（MAOIs）所致的体重增加可能与体液潴留有关。选择性5-HT再摄取抑制剂（SSRIs）和5-羟色胺与去甲肾上腺素再摄取抑制剂（SNRIs）治疗的开始几周内，可能会因恶心等胃肠道反应而使体重轻微下降；但是SSRIs的长期治疗会导致体重增加，尤其是帕罗西汀。安非他酮很少引起体重增加。短期的临床试验显示，文拉法辛、米那普伦以及度洛西汀体重增加的不良反应不是很明确。

安非他酮和米氮平很少引起性功能障碍，而氟西汀、帕罗西汀、舍曲林、文拉法辛和其他SSRIs会引起性欲减退和射精障碍，比例可高达50%。报道的SSRIs引起的男性性功能障碍要高于女性。

临床医生应该了解不同作用机制抗抑郁药物的典型不良反应。要精通于每一种类中一二个药物的临床使用。

如何进行合理的停药？

15%~30%的停药是发生在急性期治疗中。与SSRIs相比，接受TCAs治疗的患者中停药的比例更高。临床实际应用中的停药发生率往往高于临床试验。

一般来说，在持续治疗2年后，医生和患者就需要考虑停药的问题。双方应该共同评估继续用药和停药之间的效益风险比，也就是比较继续用药预防复发的好处以及用药所致的不良反应、经济负担以及生活不便等问题。

对于决定停药的患者，医生应该告知患者一些预示复发的征兆或表现，包括睡眠和食欲的改变、情绪的低落或敏感性增加。尤其在经历某些应激事件或处于紧张压力的状态下，就要对自身情况更加引起重视。

许多抗抑郁药物突然停用能导致一系列的心理症状和生理症状，称为抗抑郁剂停药综合征，其特征是突然停用抗抑郁药物快速出现一项或更多项以下症状：焦虑、哭泣、困倦、头痛、多梦、失眠、情绪不稳、肌阵挛、恶心和异常感觉等。这些药物包括三环类抗抑郁剂（TCAs）、选择性5-羟色胺再摄取抑制剂（SSRIs）、5-羟色胺与去甲肾上腺素再摄取抑制剂（SNRIs）、单胺氧化酶抑制剂（MAOIs）。缓慢减药可以预防或减轻这些症状，但是不保证可以预防任何停药症状的发生。半衰期短的药物更容易出现停药症状，比如恶心、失眠、出汗、头痛甚至谵妄。这些药物包括文拉法辛、帕罗西汀和氟伏沙明。

1997年，Rosenbaum和Zajecka就提出了停药综合征的临床治疗指南：①告诉患者停药综合征症状程度轻微、持续时间短暂，以消除患者疑虑；②少数停药症状较重者，停药不久可恢复用药或进一步放慢减药速度；③除氟西汀外，所有SSRIs停药均应缓慢减药，建议在4周内减完，不宜突然停药；④使用或替换长半衰期药物（如氟西汀）可降低停药综合征的发生率。

其次，临床医生还应能鉴别停药症状与抑郁症状的复发，自停药2周内，应监测停药症状的发生，能够随时与患者联系。在治疗初期就告知患者停药综合征的本质、表现和特征，告诫患者和（或）家属应持续用药，减药应缓慢，突然停药更易发生。此外，临床医生还应告诉患者停药综合征不是成瘾或依赖，这是非常重要的。

抗抑郁药物停药综合征是一种临床常见现象，某些药物发生率甚高，应引起临床医生和患者及家属的重视。由于该症状一般程度轻微、持续短暂，采取逐渐减量的方法可大大减少或控制症状，因此抗抑郁剂的停药症状不应影响医生使用抗抑郁药物治疗抑郁症的决策。

什么是电抽搐治疗？

电抽搐治疗（electric convulsive therapy，ECT）又称电休克疗法（electric

shock therapy），用于抑郁症的治疗已有60多年的历史。它是使用短脉冲刺激术，在头的两侧颞部给予一个短的电流刺激，安全诱发患者连续的癫痫大发作以达到治疗的目的。随着治疗技术的改进，又发展了改良电抽搐治疗（modified electric convulsive therapy，MECT），即无抽搐电休克，是使用麻醉剂和肌肉松弛剂使患者不出现抽搐同样能发挥治疗作用。WHO关于ECT使用的建议是：进行治疗前必须获得患者或其法定监护人的知情同意；只能使用所谓的改良ECT；应当停止使用非改良形式的ECT，但由于习惯和经济原因，这一方法仍在一些国家中被使用（本文中如无特殊说明ECT均指改良形式的电抽搐治疗）。

ECT具体方法为：在麻醉师的参与下施行，在治疗前给予阿托品0.5mg肌内注射，按照患者的年龄和体重给予一定剂量的麻醉药诱导患者入睡，待患者出现哈欠、角膜反射迟钝时，给予一定剂量的肌肉松弛剂静脉注射，观察肌肉松弛的程度。当腱反射减弱或消失，面部、全身出现肌纤维震颤，呼吸变浅，全身肌肉放松（一般为给药后2分钟左右）时，即可通电2~3秒。观察口角、眼周、手指、足趾的轻微抽动，持续30~40秒，为一次有效的治疗。

什么情况下ECT可作为一线治疗？

研究证明，ECT是缓解拒食拒饮和严重精神运动性阻滞症状最快、最有效的治疗方法。因此，对抑郁性木僵、迟滞性抑郁、拒食或违拗的患者，在运用其他治疗之前首选ECT治疗。其他情况下，如高自杀风险的患者或有严重精神病性症状、冲动伤人者需要迅速改善病情的，也应考虑将ECT作为首选治疗方法。此外，当抑郁、躁狂和精神病性症状是全身性疾病的伴随症状，或出现在怀孕早期或产后哺乳期时，此时通常不主张使用药物，而ECT是一种有效的治疗方法。在抗抑郁药物使用后出现严重不良反应的情况下，单用ECT是安全的一线治疗。对于存在严重的躯体疾病，而抗抑郁药物会增加其病情恶化的风险的患者，ECT同样适用。

如何使用ECT进行维持和巩固治疗？

除了药物和心理维持治疗，ECT也是有效的预防性治疗手段，尤其是在药物治疗失败的情况下。抑郁症状的复发特别是在充分药物治疗（包括抗抑郁药物和心境稳定剂）失败的情况下应考虑持续ECT治疗。其他情况还包括，既往史提示患者在药物维持治疗期间存在复发风险的，也应将持续ECT纳入治疗计划中。

通常是根据患者的临床需要延长ECT每次治疗的间隔。急性期一般每周治疗2~3次，随后4~8周每周治疗1次，然后是2周1次和4周1次，应该至少维持6个月。定期评估患者的情况，有助于判断是否需要缩短治疗间隔。一旦抑郁症状重现，应该延长ECT的疗程。

ECT的不良反应有哪些？

最常见的不良反应是头痛、意识模糊和短期的记忆丧失。即刻不良反应是头痛、恶心和呕吐，这取决于麻醉种类的不同；如果持续时间较长，可适当给予对症处理。极少数的情况下会出现需要抗惊厥药物治疗的癫痫持续发作。对于双相情感障碍抑郁相的患者，ECT治疗可能会诱发轻躁狂或躁狂，对于这种情况可继续ECT治疗，也可停止ECT治疗而给予抗躁狂药物。

所有患者在ECT诱发癫痫发作后都有一段意识模糊期，持续时间和严重程度随年龄变化（年纪越大意识模糊越重、持续时间越长）、麻醉药物的剂量和剂型以及所使用药物的特点（作用于精神的和全身的）而变化。镇静药物、抗精神病药物、抗焦虑药和碳酸锂应该特别被重视，因为它们可能加重意识模糊。此外，双侧、高电量ECT比单侧、低电量ECT更容易出现短暂的认知功能紊乱，包括短期记忆紊乱，发作后重新定向所需时间的延长、顺行性或逆行性遗忘、注意力缺损也可能发生。几乎所有的患者在ECT疗程结束后认知损害会恢复，在1~4周内就能观察到症状的迅速改善。大量的病例报道和对照研究证实ECT不会造成持久的认知功能损害或任何中枢神经系统结构的损伤。

ECT治疗的致死率介于1：50000和1：25000之间。总体上说，ECT是耐受性最好的抗抑郁治疗方法之一。

临床应用ECT需要注意哪些情况？

经过数十年的研究和临床实践，临床医师已经发展了ECT的安全治疗方案（改良ECT的标准治疗程序）。无论患者的年龄和躯体情况，目前没有绝对的禁忌证。但仍需要注意以下情况。

伴有高度躯体危险性的情况，包括近期发生心肌梗死或脑梗死（3个月内）、颅内高压、有脑疝危险的正常压力脑积水和任何其他未经治疗的严重躯体疾病和威胁生命的麻醉风险。如果进行过充分有效的治疗，这些情况是相对禁忌证。其他情况伴随增加心血管系统的危险性，包括冠状动脉疾病、心律不齐、未经充分治疗的高血压和动脉瘤。其他躯体情况如严重的肺和肝脏疾病、凝血功能障碍和未经治疗的嗜铬细胞瘤也可能增加伴随ECT和麻醉的危险性。神经系统疾病包括脑肿瘤和脑出血、血管畸形、脑缺血、急性感染可增加治疗的危险性。

总的来说，每一个增加ECT和麻醉不良反应危险性的因素都应该被考虑。躯体情况的危险性必须与治疗不彻底或精神疾病拖延的风险相比较，需要各个学科间的咨询和协作。患者和家属应该知晓风险利益比，以便参与决策。

抑郁症的心理治疗是必要的吗？

心理治疗是指医务人员在密切医患关系的基础上，通过言语的沟通及其他心理学的技术改变患者的心理、情绪、思维和态度，以治疗疾病的过程。心理治疗的对象是健康人与患者的心理问题及心理障碍。抑郁症的心理治疗的目的是解决抑郁症患者当前亟待解决的问题，提供支持，解除症状。另外要着眼未来，重塑人格系统，包括改变认知评价系统和应对方式，以防止类似的问题再度发生。

可以看出，心理治疗主要应由具有丰富心理学专业知识和技能的医务人员来实施，它与其他治疗方式一样具有医学专业的科学性。经过心理治疗改变了求治者的心理状态，消除或减轻了他的内心痛苦，改变了他对人和事物的态度和行为方式，也就起到了心理治疗的作用。

目前认为对抑郁症患者给予心理治疗是必要的。一般认为轻度到中度的抑郁症患者，如果患者愿意接受心理治疗，则可以考虑对其进行心理治疗。心理治疗在减轻患者的症状、预防复发、增加患者治疗的依从性、矫正心理病因、重建正常的心理社会和职业功能方面具有一定的疗效。

如何评价心理治疗的疗效？

抑郁症患者心理治疗的疗效评价一般包括以下几点。

（1）初期效果　主要为症状的减轻，如焦虑、抑郁、恐惧、紧张、愤怒、疼痛等心理或生理症状的缓解。

（2）中期效果　主要为行为表现的改善，如对配偶态度的改变（温和、体贴），对工作或学习逐渐感兴趣，或对老师、长辈表现尊重，等等。

（3）后期效果　主要为性格表现上的改变，人格变得比较成熟，能够比较有效地应用合适的方法去处理和应对挫折和困难。如改变了待人的处世态度、对人生的基本看法，以及对自我的认识和了解。

有经验的心理治疗者所取得的疗效也明显高于一般性支持或咨询者的效果。疗效取得的难易程度亦与治疗的目标有关，症状改善最易取得，行为改变次之，而人格的改变则较难。

在心理治疗的疗效评估方面，如何选择恰当的判断指标、合适的检查工具，以及收集哪些方面的资料来源等，对疗效的判断或评价相当重要。不妨从下述几方面来考虑。

（1）有关患者方面的指标　症状表现的改变；人际关系、家庭关系、工作情况、教育水平、社会适应等方面的改变；生理（躯体）健康方面的改变；饮食习惯、性活动、睡眠、休闲、娱乐活动以及生活方式等方面的改变；酒、烟、镇静药、安定剂和其他药物的使用情况；经济状况和医疗保健费用支出等方面的改变。

（2）疗效评估的工具或技术 ①自我评估：由患者自己根据主观感觉或体验的变化进行评估，其中包括对治疗的满意度、症状量表、人格测验、自尊、自信心的评估等；②他人评估：由患者本人或心理治疗者来评估治疗的效果往往主观性的成分较大，因此由其他人员来对有关指标进行评价或许更能反映心理治疗的疗效；③实验室检查：随着心理治疗技术的发展，发现患者的生理学指标也会有所改变，因此应用心电图、脑电图等仪器，血液生化、免疫指标以及大脑神经递质等检测技术来检查患者治疗前后的变化也是有价值的疗效评估指标。

根据不同的情况，心理治疗疗效的判断会有不同的结果，患者的疾病种类、治疗者的个性品质、患者的个人因素以及治疗技术的选择都会对心理治疗的疗效产生影响。

常用的心理治疗方法有哪些？

可以将各种类型的心理治疗根据其治疗目的实用性分为四组。第1组的目的为减轻情绪痛苦和维持正常的心理和社会适应功能；第2组的目的为帮助人们重新适应其不得不适应的新环境，这种环境可以是一般性质的或者是危机的。这两类心理治疗所有的医师皆可以使用。第3组的目的为帮助精神障碍患者功能重建，这组治疗可以单用，也可以与药物合用。治疗需要经过特殊的培训，一般由精神科医师、专业心理学家或专业护士操作应用。第4组的目的为重新塑造改变因精神障碍所致长期存在的思维和行为方式，包括人格的重新塑造。需要注意的是，这一组的治疗目标较第3组治疗的要求要高，因为第3组的目的是功能简单的恢复到病前水平。第4组的心理治疗往往须由专业心理治疗医师给予。

（1）支持性心理治疗　支持性治疗的一个重要的内容就是患者与治疗医师之间的治疗性关系。如果关系建立良好，他可以在很大程度上支持患者面对困难，但如果关系过于紧张，患者可能会过分依赖和失去自信。虽然患者应该感受到他受到医生的注意和关心，但也应该认识到这种关系是职业性的、治疗性医患关系，与朋友关系显然不同，因为治疗医师同时也与其他患者保持着相同的职业关系。在医生这方面，治疗医师应该避免过多地卷入患者事件之中，保持公正、客观地指导。因此，时刻检察治疗性医患关系是否正在变成紧张就很重要。例如，患者可能会问及治疗医师的个人生活，想方设法拖长规定的治疗会谈时间，或者不必要地增加与治疗医师接触的次数。如果有这些现象出现，治疗医师应该向患者解释他可以给其进一步的帮助，但须注意不是个人与患者的关系。

（2）治疗目的为重新适应　这类治疗的目的是帮助患者解决心理社会应激性问题，使得他们能更好地适应生活。一般的日常生活问题大多患者能够处理和适应，但如果生活事件过于突然或严重（如天灾人祸、意外死亡等），患者一时难以应对与处理，则产生所谓的危机（crisis），如创伤后应激障碍（PTSD）。如果是一般用于改善适应的方法则称为咨询，而用于有严重情绪挫折或有自杀企图患者的处理方法则称为危机干预。由于这类治疗所处理问题的广泛，因此它们宜作为急性应激反应和适应障碍最常应用的主要治疗手段，同时也可作为各种心理障碍或精神疾病的辅助治疗。

（3）治疗目的为恢复功能　这一组心理治疗是帮助患精神障碍或有心理问题的患者恢复到病前功能水平。主要用于治疗焦虑障碍、强迫障碍、疑病症等。它们还可以作为治疗其他障碍和心身疾病的辅助方法。主要有三类技术：行为治疗、认知治疗和精神动力学治疗。

（4）治疗目的为重新塑造　这是一类最费时和最有争议的心理治疗，即长程精神动力学心理治疗或精神分析，其治疗目的为矫正在精神障碍发生前就已长期存在的思维和行为方式。虽然这类治疗在国外已应用多年，但仍然没有科学证据表明其能有效地达到治疗目的。不过，或许可以用于治疗长期存在的情绪问题，尤其是长期自卑和习惯自责的人。

对于抑郁症的心理治疗，是近30年在国外发展起来的。目前的心理治疗方法有如下几种：心理治疗方法的整合应用、精神动力学治疗、行为治疗、认知治疗、人际心理治疗、人本主义治疗等。这里主要介绍认知治疗、行为治疗和人际心理治疗。

如何进行支持性或一般性心理治疗？

支持性心理治疗，又称支持疗法，是指在执行医护过程中，医护人员对患者的心理状态合理地采用劝导、鼓励、同情、安慰、支持以及理解和保证等方法，来帮助患者认识问题。其目的是消除患者的不良情绪，使其处于接受治疗的最佳心理状态，从而保证治疗的顺利进行，使疾病早日康复。其主要形式包括：①建立良好的医患关系，促使患者变被动为主动，增加防治效果；②运用医学治疗原则，要求患者履行患者角色的义务，接受医生的合理建议和指导；③要使用人际沟通的技巧劝说患者保持良好的心境、有健康的生活方式、树立战胜疾病的信心；④医务人员对患者的各种躯体不适，应进行生物学解释，提高患者对健康的自护能力；⑤医护人员（查房后）分析和讨论病情应对患者有所回避，以免加重患者的心理负担。

抑郁症患者有哪些认知偏差？

认知治疗学家贝克认为，心理问题"不一定都是由神秘的、不可抗拒的力量所产生的，相反，它可以从平常的事件中产生，例如错误的学习、依据片面的或不正确信息做出错误的推论，以及不能妥善地区分现实与理想之间的差别等等"。换句话说，每个人的情感和行为在很大程度上是由其自身认知外部世界、处世的方式或方法决定的。也就是说，一个人的想法决定了他的内心体验和反应。而抑郁症患者总是对自己做出不合逻辑的推论，用自我贬低和自我责备的思想去解释所有的事件。

抑郁症患者在认知过程中常见认知歪曲的五种形式如下。

（1）武断地下结论　即在证据缺乏或不充分时便草率地作出结论。

（2）以偏概全　仅根据个别细节而不考虑其他情况便对整个事件作出结论。

（3）过度引申　指在一事件的基础上作出关于能力、操作或价值的普遍性结论，即从一个具体事件出发引申作出一般规律性的结论。

（4）夸大或缩小　对客观事件的意义作出歪曲的评价。

（5）走极端的思维　即要么全对，要么全错；把生活往往看成非黑即白的单色世界，没有中间色。

怎样矫正抑郁症患者的认知偏差？

认知治疗是通过改变抑郁症患者适应不良的思维方式，从而达到症状持续缓解的效果。认知治疗的目的是矫正抑郁症患者三种不同程度的认知水平。有效的认知治疗应该重点帮助患者学习更积极有效地处理问题的方式。即认知治疗是一个学习过程，其间治疗医师扮演主动角色，帮助患者澄清和矫正认知歪曲和功能失调性假设。

在认知治疗的早期，重点强调建立良好的治疗关系，让患者了解这种治疗方式的风格和相关认知模式，确定目标症状并制定短期的计划，找出与抑郁症状有关的自动性想法——大多数患者并不能意识到在不愉快情绪之前会存在着这些负性的想法，因为这些想法已经构成他们思考方式的一部分。

接下来就是进一步利用系统性的方法来找出负性的自动思维。让患者学着纪录以下这些内容：事件、心境（在干预前）、负性的自动思维、可取而代之的理性思维以及心境（在干预后）。让患者同时纪录负性自动思维和理性思维有助于患者探究对同一事件的不同解释方式。在治疗过程中要注意听取和记录患者的自动性想法和"口头禅"（如我应该、必须等），然后采用诘难式或逻辑式提问，帮助患者归纳和总结出一般规律，建立恰当或合理的认知思维方式。

识别认知错误以后治疗医师同患者一起设计严格的真实性检验，即检验或验证患者的想法正确与否，这是认知治疗的核心，非此不足以改变患者的认知。在治疗过程中，让患者将自身的自动性想法当成一种假设在现实生活中去调查或验证（或通过角色扮演）。结果患者可能发现，现实生活中他们的这些消极认知或想法在绝大多数情况下是与实际不相符合的。

成功治疗的患者应该能够认识到他们思维模式中的弱点，用良好的态度对待生活，能够平衡地看待自身、环境和将来。

如何对抑郁症患者进行行为治疗？

抑郁症患者的行动执行能力下降，缺乏积极的推动，愉悦感的缺乏减少了参与娱乐活动的动力。有抑郁倾向的人往往长期缺乏自信、不擅长解决冲突和问题。缺乏这些社交技能会导致难以和别人建立亲密的关系，无法胜任工作。

在行为治疗的早期阶段，患者应该学着观察自己的心境和活动，要记录每一小时或每天的活动和情绪状态。如果发现患者不能很好地掌握这种方法或效果不佳，可用家庭作业治疗增加行为激活的水平。其他特殊的行为治疗策略被用于治疗抑郁症患者的焦虑和失眠症状，包括肌肉逐渐放松法、腹式呼吸以及思维停止法。在行为治疗的后期需要进行社交技能训练（包括行为练习和角色扮演），帮助患者建立自信，找出其在人际交往中的困难。同样的，逐步渐进地解决问题的方法是一种更系统的方法，可以减少患者在将来面对压力时所受到的影响。

如何给抑郁症患者布置"行为家庭作业"？

所谓家庭作业，就是让患者在家中坚持练习，因为行为治疗是基于学习理论，即主张通过再学习给予纠正。在行为治疗中，主要是让患者学会如何改变或矫正不恰当的行为。治疗医师帮助患者确定哪些自助性技术是要学习的，以及要求患者在每次治疗会谈的间歇期完成一定量的"家庭作业"即在家中行为练习。目前有数十种行为治疗的技术用于临床，并取得了一定的疗效，如放松训练、系统脱敏和厌恶疗法等。尽管行为治疗有多种方法和技术，但均遵循下述一些基本原则。

（1）循序渐进　"不积跬步，无以至千里"，逐步给予患者一系列的练习作业，使患者在处理比较简单的问题中获得信心，最后处理较严重的问题。这一原则在抑郁症患者的治疗中尤为重要，如兴趣丧失、活动减退和生活被动的患者，安排逐级加量的行为作业，从做最简单的个人卫生（如刷牙、洗脸、整理房间等）开始，逐步提高患者的自信和消除被动性，以及减轻其无用或无能力感。

（2）行为分析　注意了解问题产生的"前因后果"，分析问题的潜在因素，从看似无关紧要的日常事件中找出规律。可以采用记日记或量表评定的方法来记录何时何地出现的症状及行为表现（B）、有何诱因和可能的促发因素（A），以及会出现何种后果及可能的强化因素（C）。这种对与诱因有关的行为或问题进行详细检查的方式又称为行为分析（即行为分析ABC）。

（3）实践或练习　俗话说，"熟能生巧"。行为治疗非常强调练习与实践，家庭作业的主要内容就是实践，因此，它是重要的技术方法之一，所以有人主张将行为作业看成是一种实践来要求患者完成。如果达到目的，则意味成功；但如果没有达到目的，并不意味失败，而是有了一个机会来更多地了解和认识问题，同时考虑下一步的治疗方案。

如何增强抑郁症患者的自信心？

自信是自我内在评价与外在形象的主要表现的特质。抑郁症患者缺乏客观的期望和评价，消极的自我暗示又抑制了自信心，常表现为悲观、孤僻，严重影响社会交往，抑制能力发展。那么如何增强自信心呢？

首先，提升自我形象。抑郁症患者往往神情忧郁、愁眉苦脸，走路时低着头，说话时不敢看别人的眼睛，说话声音低微。因此，提升自我形象、改变精神面貌是增强自信心的第一步。有一个简单有效的方法：让他（她）先学会面对自己！站在镜子前，笔直站立，后跟靠拢，收腹、挺胸、昂首，再做三四次深呼吸，直到对自己的能力和决心有了一种感受。每天至少早晚做2次。如果走路的姿势很糟，或者无精打采，在大镜子前练习，将有神奇的功效，镜子将显示别人看到的模样。可以对着镜子改进姿势，塑造良好的姿态。

其次，多与别人交往。先做到不回避，"带两只耳朵、两只眼睛，不用口讲话"，即参与交往，逐步培养社交能力和自信心。在交往过程中，你的注意力会被他人所吸引，会感受到他人的喜怒哀乐，跳出个人心理活动的小圈子，心情也会变得开朗起来，同时能多方位地认识他人和自己，通过有意识的比较，可以正确认识自己，调整自我评价，提高自信心。

第三，要不断提高对自我的评价。学会多看到"阳光"的正面，忽略"阴影"的不足一面，对自己作全面正确的分析，不要对过去的失败和错误的判断耿耿于怀，立足现在，多看看自己的长处，多想想成功的经历，并且不断进行自我暗示、自我激励，如"我一定会成功的""人家能干的，我也能干，也不比他们差"等等。经过一段时间锻炼，积少成多，自卑心理会被逐步克服。

最后，要想办法不断增加自己成功的体验。寻找一些力所能及的事情作为试点，制定可以完成的目标，努力获取成功。如果第一次行动成功，使自己增加了自信心，然后再照此办理，获取一次次的成功，随着成功体验的积累，自卑心理就会被自信所取代。

怎样提高抑郁症患者的社交能力？

人是社会性的，抑郁症患者缺乏社交技巧的问题与抑郁症本身往往互为因果，因此必须重视克服。社交技巧训练着重改善抑郁症患者的人际交往缺陷，教会患者在社会环境中如何恰当地与人交往，用能够使对方接受的方式来表达自己的观点，既达到目的，同时又不伤害和贬低他人，能够拒绝不合理的要求，以及主动承担责任等。治疗医师可通过示范或者给予支持，鼓励患者在应激性境遇下进行练习（角色扮演），提高其社交技能与经验，告知患者什么样的表现有效，并给予强化，还要布置家庭作业，以巩固新习得的行为。具体的行为技术有角色示范、脱敏、阳性强化（奖酬合理化行为）。此类方法可用于抑郁症患者的自卑和社交回避行为的处理，其目的是鼓励患者直接地用社会所认可的方式来表达思想和感情。首先是与患者共同分析行为，其中包括面部表情、眼神接触、姿势、语调以及社交场合的交际语汇；然后帮助患者在某些适当的场合练习社交的技能和提高自信心。

抑郁症患者存在哪些人际问题？

以下四类问题是抑郁症患者常见的人际问题。

（1）异常的悲伤反应　指与亲人死亡有关的情绪抑郁反应（超出正常的悲伤）。正常的悲伤反应一般是自限的，很少超过6~9个月，可有暂时性的社交活动能力下降，但不需要专门的帮助。而抑郁症患者出现的悲伤反应时间超过6~9个月，甚至持续数年，需要给予处理。

（2）人际角色的混乱　指患者至少与某一个人之间缺乏相互满意的关系。临床上，人际角色困扰是人际问题中最常见的一种与抑郁有关的问题，尤其是女性，如婚姻矛盾、父母与子女间的矛盾以及同事或朋友间的矛盾等。

（3）角色变换障碍　指随着生活的变化，一个人的社会角色发生转变。如中学或大学毕业、离家上学、参军、参加工作、退休、职务变迁、生育子女等。大多数人能够适应这些角色的转变，但有些人往往在面临这些转折时会发生抑郁表现。

（4）缺乏人际关系的技能　指缺乏一定的社交技巧，不能建立和维持正常的人际关系。一般来说，伴有社交回避或隔离的抑郁症患者较其他抑郁症患者症状更为严重。

如何对抑郁症患者进行人际心理治疗？

在治疗的初期，主要是检查、了解有关患者的抑郁症状、评估和归类患者的人际关系问题以及建立良好的治疗性协作关系。治疗的中期主要是解决和处理与患者抑郁发作有关的四类人际关系问题，即前述的不正常悲伤反应、人际角色困扰、角色转换和人际关系缺乏。对每一个抑郁症患者来说，人际心理治疗仅强调侧重一个关键问题，最多不超过两个人际关系问题，这主要是疗程的限制。如角色转换问题的治疗，一方面是帮助患者正视角色转换，以积极的态度对待新角色，理解这是人生阶段中的一个正常过渡，尽可能地鼓励患者将新角色看作为人生中的一次机遇；另一方面是恢复自尊心和提高处理新角色关系的能力，帮助患者现实地看待角色转换中的得与失，鼓励其建立和发展适应新角色的社会支持系统，其中包括对新角色的社交技巧训练等。治疗的后期是帮助患者独立生活，学会自我应对挫折的能力，以及准备结束治疗。

人际心理治疗所应用的技术并非专门的特殊技术，它们往往也是其他心理治疗方法所常采用的那些技术，如询问的技巧、情感的鼓励和疏泄等。具体来说，可归纳为下述几种。

（1）询问的技巧　应用直接或间接提问的方式来收集有关患者症状及存在问题的资料。注意：交谈中询问的语气应自然、温和；方式应循序渐进，先间接、一般性提问，然后对部分问题进行直接或针对性提问。

（2）情感的鼓励和疏泄　帮助患者认识和接纳痛苦的情感，鼓励其表达出被压抑的情感，同时帮助患者学会应用和处理积极的情感和人际关系。

（3）澄清的技术　在治疗性会谈中，治疗医师不断地复述和反馈患者的讲话，有利于澄清一些问题和帮助患者疏泄被压抑的情感，而且还可进一步增加患者对治疗医师的信任，以及引起患者的情感共鸣。

（4）沟通和交往分析　帮助患者明确在与他人交往中所存在的不恰当的言语或非言语沟通方式，学会用新的和有效的沟通方式来与人交往或建立人际关系。如社交技巧训练技术的应用（参见行为治疗）。

（5）改变行为的技术　人际心理治疗中行为干预技术的应用旨在帮助患者解决一般生活问题，让患者学会在遇到问题时应从哪些方面来考虑解决。可以应用角色扮演技术来检查和了解患者与他人的关系，或应用家庭行为作业来训练患者新的社交技巧或方式来与他人建立交往。

对SSRI耐药的青少年抑郁者更换药物并联合认知行为疗法有效吗？

美国学者的一项大型临床试验表明，半数以上的中重度、慢性抑郁的青少年，在开始用选择性5-羟色胺再摄取抑制剂（SSRI）治疗无效者，转而用另一种抗抑郁药并增加认知行为治疗（CBT）有效。

美国得克萨斯大学西南医学中心Emslie医师说，青少年抑郁症是常见的，初始治疗无效亦是常见的。仅有约60%的青少年显示出对初始SSRI治疗、心理治疗或二者治疗有足够的疗效。

Emslie医师等对美国6个学术机构和社区诊所SSRI治疗无效的青少年进行了研究。结果显示，与单用SSRI组相比，用SSRI+CBT组患者获临床改善的比例更高，文拉法辛与其他SSRI各组间有效率无差异。Emslie医师说，上述研究提示青少年抑郁症要早期鉴别和治疗。

什么是社会康复？

康复学家认为：康复是一个综合性概念，不仅仅是慢性期的任务，也不是达到一个"点"的效果，而是在疾病的全过程中，在一个水平面上，甚至是立体多角度地使患者全面适应社会生活。

对于抑郁症患者的社会康复是通过各项康复措施，使患者因患病丧失的家庭社会功能得以最大程度的恢复，使功能残疾程度降到最低，留存的能力得以最大的发挥。

抑郁症的康复有3项基本内容：功能训练、全面康复及社会康复。

（1）功能训练　是恢复人体的功能活动，包括消除患者的躯体不适，如头痛、头晕、失眠、多梦、疲劳乏力、心悸心慌等。这些不适症状往往也成为患者逃避社会职责的理由。抑郁症表现是情绪低落、言语活动减少、思维活动的缓慢、自觉工作及生活能力的减退，故在康复期的功能训练应该包括心理活动、躯体活动、语言的交流、日常生活和职业活动等各方面的能力。

（2）全面康复　是指在心理、生理和社会生活上的整体康复。其中心理康复是全面康复的核心，抑郁症后的社会功能损害主要是心理障碍引起的。情绪的不稳定、自卑、担心受到歧视常导致职业不能和社交不能，因此心理康复的好坏是社会康复的关键。职业康复也是全面康复的一部分，是指在患者现有的生理康复和心理康复水平下，训练和培养其职业能力，变单纯的社会消费者为对社会能有所贡献。

（3）重返社会　这是康复最重要的目标之一，要求患者能如常人一样在社会人群中生活交往，而不是与社会疏离。让抑郁症患者力争成为独立自主和实现自身价值的人。

社会康复的原则是什么？

必须有患者自身的积极性，应该热情鼓励患者对自我生活职能建立积极态度，消除阻碍进取的心理障碍，要求他们主动地利用空闲时间进行兴趣爱好活动、学习一些有益的技能。对他们在康复道路上的点滴进步，更应积极鼓励，以增进他们的自信心，使之坚持不懈。

如今还是有许多人对抑郁症的认识不正确，认为他们工作能力不强、不合群，对他们重返工作、学习岗位的意愿表示不欢迎，以致造成维持期治疗的患者不能接触社会。因此，要提高社会人群对抑郁症的知晓率，普及防治知识，为抑郁症患者的社会康复创造和提供良好的社会环境和条件。

社会康复过程是个长期的、缓慢的过程。作为家属和社区卫生工作者，作为社会各界要坚持不懈地对精神患者进行社会康复治疗。

社会康复的主要内容是什么？

康复过程是患者适应与再适应的过程，设法限制或减少残疾程度，同时培养和训练具有代偿性的生活与工作技能。

1.人际交往技能训练

教会患者交谈技巧，包括交谈时的目光对视、体态、姿势动作、面部表情、语调变化、声音大小、语速快慢及精力是否充沛等。

2.药物治疗的自我管理技能训练

（1）应使患者了解药物治疗对预防病情复发恶化的重要意义，自觉接受药物治疗和自我管理的训练。

（2）学习有关抗抑郁药物的知识，并对药物的作用、不良反应等有所了解。

（3）学会药物治疗自我管理方式，如通过训练使患者学会安全用药的技巧，每次用药应查对标签；治疗中，如发生不良反应，应立即报告医生，服从医生的处理意见。

3.学习求助医生的技能

例如，在需要时能找到和得到医生的及时帮助；能向医生正确地提出问题和要求；能有效地描述自己所存在的问题和症状。

4.技能训练

技能训练包括训练日常生活、集中注意力解决问题、改善人际交往、提高学习和工作能力等。其中的重点之一是社会技能训练，这是根据学习理论发展起来的干预技术，帮助患者获得或恢复人际交往、自我照料以及应对社区生活所必需的技能。具体分5个步骤。

（1）训练前评估　包括目前的社交能力和交往的行为方式。

（2）制订训练目标　即由治疗师与患者共同探讨、制订最终将可能获得的目标技能。包括用药管理、症状自我处置、休闲娱乐活动、会话交往和自我生活照料、认知功能训练等。

（3）训练操作　包括引导、示范、角色扮演、评估、纠正指导、家庭扮演、家庭作业等步骤，进行教育并问答训练，结合心理治疗中的认知治疗。

（4）实际运用　例如进行设置困难和解决困难的训练，鼓励患者参与外界的社交活动。

（5）技能维持　如在角色训练后让患者回到实际生活中去，并解决实际问题，完成家庭作业。技能训练有利于提高社会适应能力、改善职业功能水平、提高生活质量。

5.对患者康复治疗和技能训练进行评估

这种评估内容包括：患者对每种康复治疗、技能训练步骤及内容的了解，角色扮演的适当性，实际练习中完成作业的自觉性和质量，等等。

如何对抑郁症患者进行社区服务干预？

社区服务的主要任务是普及抑郁症的基本知识及相关的心理卫生常识宣传，使患者能及时识别抑郁症状而及时得到正规治疗，调动和发挥各种社会资源，通过各种有效的途径和方法预防抑郁症复发，是社区防治的重点。随着医学模式的转变及人们对健康需求的提高，抑郁症患者更需要特殊的关怀、照顾和护理。要坚持"以人为本，全人照顾"，不断提高抑郁症患者的生活质量，确保患者康复。

抑郁症是心境障碍最常见的一种，社会支持是应激性生活事件与抑郁症之间的一个重要的中介变量，在抑郁症发生发展的过程中起着重要作用。良好的社会支持是一个很好的缓冲系统，能够缓解应激性生活事件对抑郁症的影响，因而在社区治疗过程中，可以有意识地鼓励患者增加对社会支持的利用度，调动他们的主观能动性；鼓励他们平时多与家人、朋友交往，积极参加集体活动，遇到烦恼或困惑时积极向家人或朋友倾诉与求助。这样有助于增加社会支持的利用度，有利于个体的情绪表达，使社会支持系统的缓冲作用得到更好的发挥，有利于患者的早日康复。

社区医疗服务是医院的对外窗口，在日常的社区服务中，以方便患者就医为服务宗旨，做好社区医疗服务，对重症患者做到及时检查、及时确诊、合理用药，必要时进行转诊住院治疗。以社区医护人员为主，同时在社区居委会、社区志愿者、患者家属的共同配合下为患者提供全程医疗服务。

社区的服务人员（医务人员）应从宏观的角度对街道（镇）居委会人员、志愿者、患者家属、辖区居民进行培训，采取积极的干预预防方式和多种途径开展健康教育。进行定期不定期有关抑郁症的专题讲座，播放音像材料，开设专家咨询信箱、咨询电话，提供部分健康教育资料，内容包括：抑郁症的定义和诊断标准、对各种抑郁症状的描述、关于病因和预后的理论观点、药物治疗使用建议、应激应对策略等。指导家属与患者的交流技巧和解决问题的技巧，帮助家属在照顾患者过程中更好地处理实际问题。同时对患者予以个别辅导，鼓励患者参加专题讲座。做到社区服务多元化、按需求服务的目的。

家庭是社会的细胞，是人的主要生存环境，是抑郁症患者回归社会的康复场所。以家庭为导向的人性化的社区康复治疗模式可增加患者对维持治疗的依从性；患者家属、社区服务人员通过学习精神卫生知识和对整个治疗康复过程的主动介入，可改变对待抑郁症患者的怨恨和粗暴态度，从而提高照料患者的应对能力。

如何进行康复心理治疗？

心理治疗对于症状不稳定的抑郁症患者有帮助，有助于预防复发，特别是对于那些有相关人格障碍或之前有慢性病程的患者。如果患者在急性期治疗有反应，可以在维持治疗阶段加用改善心理社会功能的心理治疗。

心理治疗过程中，要注意以下几点：①要让患者接受和信任心理治疗者；②让患者建立战胜疾病的信念；③要争取患者家属、亲友、同事等的关心和支持；④坚持维持治疗的用药；⑤要参加适宜的、健康的各种文体活动或参与社会活动。

具体的治疗方法要根据每个患者的不同情况，按照病情恢复情况鼓励患者疏泄情感，包括对病因、病后的内心体验及对症状的认识等。同时及时随访患者与社会支持、家庭关系、工作学习情况、恋爱婚姻状况等所关联的心理问题，有针对性地进行咨询和治疗。要求患者在出现新问题时要随时治疗。

维持康复期的心理治疗有助于患者恢复自知力，提高服药的依从性，达到防止复发、维持功能状态及一个令人满意的生活质量。原有的心理冲突和新产生的心理问题的双重作用，可引起疾病的复发，及时心理治疗可以帮助患者及时解决或减轻这些问题带来的影响。心理治疗涉及患者学习、工作和生活等各方面，动员各种有利因素给患者创造一个适宜的健康环境，有利于患者心理康复并回归社会。心理治疗促使患者重新建立起正常的思维方式、改变不良的思维，对患者康复后重塑人生观具有积极的意义。

预防保健篇

◆ 什么是抑郁症三级预防？

◆ 抑郁症能从病因上来预防吗？

◆ 一级预防包括哪些内容？

◆ 为什么说预防抑郁应从母孕期做起？

◆ 为什么说应重视青少年的心理健康？

◆ ……

什么是抑郁症三级预防？

一级预防指预防抑郁症的发生，重在病因预防。主要是针对与抑郁症发病的相关因素采取相应措施"防患于未然"，"不治已病治未病"，针对抑郁症预防重点人群及早采取干预措施。

二级预防指早期发现，早期治疗，控制疾病进展，恢复健康，防止复发。抑郁症的二级预防提倡"全程治疗"，全程治疗有利于预防复发，改善患者生活质量。

三级预防指落实防治措施，减轻疾病导致社会功能缺陷程度。

抑郁症能从病因上来预防吗？

随着心理健康知识的普及，人们越来越认识到健康的重要性。健康到底是什么呢？ 1946年，联合国世界卫生组织对健康的定义是："健康是一种在身体上、心理上和社会功能上的完满，而不仅仅是没有疾病和虚弱的状态。"评价一个人健康与否，不能只看他是不是强壮、化验单上的指标是不是正常，还要看他的心理和社会功能是不是处于优良、和谐的状态。

现代社会竞争日益加剧，抑郁症的发病有逐年攀升的趋势，"你抑郁了吗？"成为21世纪的流行语。如何保持心理健康，如何预防抑郁症、提高生活质量，是每个人必须面对的话题。抑郁是一种情绪状态，主要表现为兴趣明显下降，忧愁，伤感，愉快感丧失，但有抑郁情绪不代表患了抑郁症。

抑郁症的预防要从病因着手，病因预防是一级预防，因此要从源头防起。但是病因预防有一定的困难，因为抑郁症发病的原因非常复杂，既有内因，又有外因，目前尚未完全清楚。

目前导致抑郁症较为肯定的因素有：遗传因素、儿童期的经历、人格因素、心理社会环境因素、躯体疾病、精神活性物质的滥用和依赖、药物因素等。我们无法改变基因，也无法避免各种应激事件，但我们可以改变自己的生活方式和态度。因此针对以上有些因素还是可以预防的。

一级预防包括哪些内容?

目前研究证实抑郁症与遗传相关,若家属中不止一个抑郁症患者,或是高发家系,那遗传倾向就更明显。双相情感障碍与精神分裂症之间有交叉遗传,抑郁症患者与其他精神患者结婚,较一方患病的,遗传概率明显增加;夫妇双方都患有遗传倾向的精神病,子女罹患抑郁症的概率大大增加,从优生优育的角度来讲,不宜生育。

许多抑郁是由疾病引起的,因此平时要注意平衡膳食、适度运动、戒烟限酒、心情舒畅。远离疾病,能尽情地享受人生,才有助于远离抑郁。

平时多看一点医学科普书,了解健康知识。如果心理或躯体不适,可以找心理医生诊治,有助于及早发现疾病。

看病要到正规的医院去。如果发现自己或自己的亲人或朋友在一段时期内心情低落、兴趣减退、愉快感丧失,特别是伴有生物学的症状,如失眠、胃口不好,应及时就诊。且最好能去正规的精神卫生机构如精神卫生中心就诊,因为这里的医生对这类疾病的诊断、治疗有较为丰富的经验。

近年来研究证实,光照不足也容易诱发抑郁。因此平时早睡早起,经常到室外去锻炼,经常唱唱歌、跳跳舞,参加一些有益的文娱活动,不但能带给您一个好心情,还能改善自己的认知功能,使自己更能和环境、他人保持和谐。运动能使人脑内的脑啡肽分泌增加,有助于提高人的情绪,预防抑郁。

认知心理学家认为人的情绪来自人对所遭遇的事情的信念、评价、解释或哲学观点,而非来自事情本身。情绪和行为受制于认知,认知是人心理活动的"牛鼻子",把认知这个"牛鼻子"拉正了,情绪和行为的困扰就会在很大程度上得到改善。美国心理学家艾利斯将以上观点概括称之为ABC理论,该理论认为事件本身的刺激情境并非引起情绪反应的直接原因,个人对刺激情境的认知解释和评价才是引起情绪反应的直接原因。"认知疗法"就是通过心理疏导，让人们了解导致抑郁的各种错误思想，提高自我认识，正确对待自己，正确对待他人，做到自尊、自强、自信。生活中少和别人攀比，在个人目标上给自己留出空间，"退一步海阔天空""人比人要气死人""知足知止，知和处下"，懂得"顺其自然"，这样才有利于心理健康。

为什么说预防抑郁应从母孕期做起？

如果您患了抑郁症，且正在服用抗抑郁药物，你应该谨慎受孕。要听取专业医生的指导，要与主治医师探讨怀孕期间的用药原则。抗抑郁药物会经过母亲的血液，通过胎盘传至胎儿，所以为了安全起见，在母孕期要停用抗抑郁药物，但也要视母亲的病情严重程度而定。

现在的孩子更可能在出生前就受到各种药物和毒物的侵蚀、射线伤害等，出生后受吸烟人群毒害的概率更高，加上环境污染、汽车尾气、噪声等，母亲的压力也比以往更大了。所有这些因素都可能造成长远的影响。

若哺乳妇女同时服用抗抑郁药物，少量药物将经由乳汁传递给婴幼儿，是否会对婴幼儿产生伤害目前没有定论，因此为了安全起见，还是不鼓励母乳喂养，可以改用人工喂养。

因此，无论是怀孕前、孕期中和产后，母亲都要注意保持健康的身体，避免各种各样对宝宝可能引起的伤害，还要保持乐观的心情，这样宝宝才可能健康。

为什么说应重视青少年的心理健康？

青春期阶段的少年，生理冲动的能量达到巅峰，自我调控能力却相对薄弱，而由于学习和生活等方面的原因，这一时期的孩子却不得不面对与日俱增的压力。在记者调查中发现，有97.8%的学生平时感受到压力，其中，将近60%的压力来自于学习压力，超过40%因为不知道如何与同学和老师相处而烦恼；在同学们的回答中经常出现想打架、很生气、不想读书、真想离家出走、心情变烦和想摔东西等字眼，有近一半的同学表示经常想用这种方式发泄自己内心的压力。实际上，青春期学生出现这样那样的心理问题是家庭、学校和社会教育的错位等多方面的因素造成的。社会、学校和家庭一定要对处于青春期孩子的心理健康给予充分的重视，教会学生解决问题、应对压力的正确方法，通过情感的沟通交流向孩子传达支持和关爱。

青春期孩子应如何面对生活和学习的压力呢？

人原本应该有压力，没有压力就没有动力，但如果压力过大就不再是动力了，而成为阻力。和自己生闷气、难受、上课开小差、不想看书、不想上学等都和压力过大有关系，那么是什么原因导致孩子会出现压力过大？应该说有父母、老师的压力，有同学之间竞争的压力，也有自身成长的压力，也有性意识、性冲动的压力，还有学习成绩的压力，在众多压力的挤压下，这就面临一种选择，是选择勇敢地面对，还是选择逃避？如果面对，可能会是艰难痛苦的；如果逃避，是否会给你带来更大的痛苦？面对压力有三种方法：①变压力为动力。人是通过压力而成长的。一切从现在开始，每个人都必须在必要时给自己机会，允许自己从零开始，敢于面对失败和学会自我激励。②认定目标并开始行动。所有的压力都会在行动中找到发挥和发泄的途径。只要坚持下去，努力学习的结果不仅仅是学业的进步，更多的是将获得学习的信心，收获成功的喜悦，体会成长的快乐。③懂得如何劳逸结合。成功人士不仅懂得如何学习，而且懂得如何劳逸结合。因此处于成长期的青少年要保证充足的睡眠、坚持锻炼身体，不要因学习而拖垮身体，要合理安排自己的休息、参与各种娱乐活动丰富自己的文化生活。

有一篇博文说的好：你改变不了环境，但你可以改变自己；你改变不了事实，但你可以改变态度；你改变不了过去，但你可以改变现在；你不能控制他人，但你可以掌握自己；你不能预知明天，但你可以把握今天；你不能样样顺利，但你可以事事尽心；你不能左右天气，但你可以改变心情；你不能选择容貌，但你可以展现笑容；你不能延伸生命的长度，但你可以决定生命的宽度；换一副"眼镜"看世界，我们就会少些忧愁与烦恼、多些开心与快乐！

什么是健康人格？

以往心理学对人格的研究重点是"人性的疾病"（心理疾病）方面，但现在更关心"人性的健康"（心理健康）方面。心理学研究人性健康的目的是要打开并释放人的潜能，以实现和完善我们的能力。

一个人的人格不是天生的，它是在生理素质的基础上，在所处的社会和教育环境中逐渐形成的。所以，人格具有个人的独特风格，每个人都有各自不同的鲜明特点，但在一定条件下，这种特点不是一成不变的，是可以改变的。青春期是儿童向成人的过渡时期，也正是身心迅速发展的阶段，因此，青少年在社会实践中改变、纠正个性特征的某些不良倾向，培养和锻炼健全、良好的个性，对于身心健康以至学业、事业的成败，都有极为重要的意义。

那么，什么是健全、良好的人格呢？简单地说，健全的人格就是个性结构中各方面得到平衡、协调发展的完整个性。主要有四个特征：一是能较好地适应不断变化的社会生活环境；二是能广泛地与人交往，并及时调整和处理好错综复杂的人际关系；三是能保持身心的健康发展，保持心理平衡；四是能在学业和事业上不断取得进步，有所成就，为社会做出较大的贡献。

我们以更通俗的语言来表述现代社会中儿童所具有的健康人格：能比较客观地认识自我和外部世界；开放的；对所承担的学习和其他活动有胜任感；能充分发挥潜能；对父母、朋友有显示爱的能力；有安全感；喜欢创造；有能力管理自己的生活；有自由感。我们希望儿童都能成为具有健康人格的人，以充分地享受人生。

一个心理健康、人格健全的人应有哪四种特质？

美国学者堪布司认为一个心理健康、人格健全的人应有四种特质。

（1）积极的自我观念　能悦纳自己、接受自己，也得为他人所悦纳；能体验到自己存在的价值，能面对和处理好日常生活中遇到的各种挑战；尽管有时也可能会觉得不顺心，也并非总为他人所喜爱，但是肯定的、积极的自我观念总是占优势的。

（2）恰当地认同他人　能认可别人的存在和重要性，既有认同别人而又不依赖或强求别人；能体验自己在许多方面和大家是相同的、相通的；而且能和别人分享爱与恨、乐与忧，以及对未来美好的憧憬；并且不会因此而失去自我，仍保持着自我的独立性。

（3）面对和接受现实　能面对和接受现实，而不论其是好是坏，或对自己有利或不利；即使现实不符合自己的希望与信念，也能设身处地、实事求是地去面对和接受现实的考验；能够多方面寻求信息，善于倾听不同的意见，正确地掌握事实的真相；相信自己的力量，随时接受挑战。

（4）主观经验丰富，可供利用　能对自己，周围的事物、人物及环境有较清楚的知觉，不会迷惑和彷徨；在自己的主观经验世界里储存着各种可资利用的信息、知识和技能，并能随时提取使用；善于发现和利用自己的长处和优势，同时也能借鉴和学习别人的长处、优点，以此来解决所遇到的问题，从而增进自己行为的效率，并且不断丰富自己的经验、知识库。

著名心理学家们怎样描述健康人格的特征？

（1）奥尔波特　具有健康人格的人是成熟的人。成熟的人有7条标准：①专注于某些活动，在这些活动中是一个真正的参与者；②对父母、朋友等具有显示爱的能力；③有安全感；④能够客观地看待世界；⑤能够胜任自己所承担的工作；⑥客观地认识自己；⑦有坚定的价值观和道德心。

（2）罗杰斯　具有健康人格的人是充分起作用的人。充分起作用的人有5个具体的特征：①情感和态度上是无拘无束的、开放性的，没有任何东西需要防备；②对新的经验有很强的适应性，能够自由地分享这些经验；③信任自己的感觉；④有自由感；⑤具有高度的创造力。

（3）弗洛姆　具有健康人格的人是创造性的人。除了生理需要，每个人都有各种各样的心理需要，这正是人与动物的重要区别。具有健康人格的人将以创造性的、生产性的方式来满足自己的心理需要。

（4）弗兰克　具有健康人格的人是超越自我的人。超越自我的人被概括为：在选择自己行动方向上是自由的；自己负责处理自己的生活；不受自己之外的力量支配；缔造适合自己的有意义的生活；有意识地控制自己的生活；能够表现出创造的、体验的态度；超越了对自我的关心。

怎样铸就健康人格？

美国心理学家特尔曼曾经说："取得成就的因素不在于智力、学历等，而在于是否具备有自信心、进取心、意志力等健康心理品质。"所有这些因素的综合又被称作"情感智商"，因此，家长要注重培养孩子积极的心理品质，从小注重对孩子的情商教育，促进健康人格的形成。

在学习上，培养孩子主动学习、积极学习、学会学习的积极心态，不断塑造他们知难而上的进取心。在生活上，培养他们积极乐观的生活态度，帮助他们养成科学的生活方式和良好的生活习惯。在人际交往中，应经常告诫他们养成坦诚、宽容的性格，多为他人着想的良好心理品质，学会爱他人和爱自己，学会愉悦地接纳自己的长处和不足。使他们认识到，无论在顺境还是在逆境，以积极的心态来应对生命中的每一件事物，会有利于他们提高自身的学习效率和生活质量，促进自身的身心健康和全面发展。

当然，健康人格的形成离不开学校教育以及社会的熏陶，作为孩子的家长，要积极引导自己的孩子参与社会实践、关心我们周围的环境、关爱他人，教育孩子从小就有对社会的责任感，从小进行感恩教育，使孩子逐渐形成健全的个性和独立的人格。

心理健康的标准是什么？

关于心理健康的标准，许多专家提出了不同的看法，其中影响比较大的有马斯洛（Maslow）与米特尔曼（Mittleman）提出的10条标准，包括：有充分的适应力；充分了解自己，并对自己的能力作恰当的估计；生活目标能切合实际；与现实环境保持接触；能保持人格的完整与和谐；具有从经验中学习的能力；能保持良好的人际关系；适度的情绪发泄与控制；在不违背集体意志的前提下，能做有限度的个性发挥；在不违背社会规范的情况下，个人的基本需求能恰当满足。我国的一些学者则对心理健康的标准提出以下几个重要方面。

（1）智力正常　包括分布在智力正态分布曲线之内者以及能对日常生活作出正常反应的智力超常者。

（2）情绪良好　包括能够经常保持愉快、开朗、自信的心情，善于从生活中寻求乐趣，对生活充满希望；一旦有了负性情绪，能够并善于调整过来，具有情绪的稳定性。

（3）人际和谐　包括乐于与人结交，既有稳定而广泛的人际关系，又有知己的朋友；在交往中保持独立而完整的人格，有自知之明，不卑不亢；能客观评价别人、取人之长补己之短、宽以待人、乐于助人等。

（4）适应环境　包括有积极的处世态度，与社会广泛接触，对社会现状有较清晰正确的认识，其心理行为能顺应社会改革变化的进步趋势，勇于改造现实环境，达到自我实现与社会奉献的协调统一。

（5）人格完整　心理健康的最终目标是培养健全的人格和保持人格的完整，包括人格的各个结构要素不存在明显的缺陷与偏差；具有清醒的自我意识，不产生自我同一性混乱；以积极进取的人生观作为人格的核心，有相对完整的心理特征等。

"白领"怎样预防抑郁症？

"白领"作为一个特殊群体，他们的心理健康一直以来受到社会的关注。有些人认为"白领"工作环境好、工资收入多，对于他们来说似乎个个都应该是心满意足，不会出现抑郁的烦恼或抑郁症。其实并非如此。调查结果表明，越是受教育程度较高、经济收入较好的人群，患抑郁症或有抑郁情绪的比例越高。

"白领"人群的生活品质的确比一般工薪阶层要高，但他们承受的压力尤其是心理压力也更大。他们选择了高薪工作，也选择了更多的社会责任、压力。他们中相当一部分人整日忙于工作，与家人在一起的时间减少，缺乏身体锻炼。

著名心理学家雷萨鲁斯指出，日常生活压力来自两方面，一是重大生活事件，另一方面是不断的小麻烦。两者的交替出现及叠加的压力，将成为构成身心疾病的重要因素。因此，对于"白领"人群来说，注重心理健康就显得很重要了。

通常大家不敢正视抑郁的主要原因是缺乏对抑郁的理解，他们把抑郁状态、抑郁性神经症和精神病性抑郁混淆起来，听到抑郁便与严重的精神病联系起来。其实并非如此，平时最常见的是抑郁状态。对于"白领"人群来说，理解和认可自己也会处于抑郁状态，也应该是他们对于自己心理健康追求的一种素质。如果发现自己有抑郁的表现，应引起重视，主动到医院去接受心理医生的诊治，有利于及时摆脱抑郁的困境。需要提示的一个问题是，千万不要过高估计自我调适的功效，因为自我调适有一定的范围和程度，估计过高就会延误时机，使抑郁加重。

怎样预防产前抑郁？

有的孕妇常常担心胎儿的健康，老是在怀疑自己的怀孕症状有问题，看到相关的医学介绍，就会有莫名的紧张和害怕，夜晚睡觉时常常有失眠并且多梦的症状。这些症状的产生，主要是因为准妈妈压力过大，还有少部分准妈妈会出现较严重的产前抑郁症，如情绪低落、食欲不振、极度缺乏安全感。这就是通常所说的产前抑郁。

通常来说，当孕妇心理不适时，体内的小宝宝也会受到影响，因为母子紧密相连，宝宝的个性更会受到妈妈心情的牵引。因此，当准妈妈压力过大和情绪不稳定时，家人的支持就显得格外重要。

只要家人多付出一些关心和帮助，就可使准妈妈心情好转。另外，先生可以陪同太太一起去咨询精神科医生，在尽量不使用药物的前提下，让准妈妈的心情开朗起来，这样宝宝也不至于受到太大的影响。

怎样预防产后抑郁症？

产后抑郁症是产褥期较常见的精神障碍，其发生率为1‰~2‰，通常在产后6周内发病，少数可发生于产后2~3个月内。绝大多数患者不需要用药，且多于产后6个月左右开始逐渐自行缓解，且可完全痊愈。

产后抑郁症的临床表现轻重不一，大多数患者表现为情绪压抑，并未因生下儿女而高兴，常常对周围事物不感兴趣，或感到十分疲惫、虚弱，睡眠差或严重失眠，有的还可出现不恰当的自责或有自卑感。患者的这些表现常不易引起亲人们的注意，因而多不能得到重视。最严重的是出现自杀企图，但在付诸实施前，若不是十分关注，也常常难以发现。其实，这种自杀企图常是抑郁没有得到释放，较长时间在心头积沉的结果。因此，为了产妇的身心健康，积极预防产后抑郁症的发生是很有必要的。对产后抑郁症的预防包括家属和产妇两个方面。

（1）产妇方面　要放下思想上的包袱，消除不必要的担心。有些产妇由于新生儿总是会出现这样或那样的问题，而自己又没有育儿经验，也有的产妇怕家人埋怨自己没有生男孩等而出现抑郁。产妇要认真学习育儿知识，新生儿体质虚弱有些小毛病也都是十分正常的，至于没有育儿经验可以慢慢地学习。此外适当的锻炼可以改善人的情绪，同时可以多出去晒晒太阳，有利于体内特殊的抗抑郁物质的分解和吸收。

（2）家属方面　要为产妇提供温馨舒适的环境，要给予充分的情感支持和悉心护理，给予平衡而健康的营养。食物中所含的维生素和氨基酸对于人的精神健康具有重要影响，如果缺乏某种单一营养物质也能引起抑郁症，所以可以多吃B族维生素含量丰富的食物，像粗粮、鱼等。家属应关注产妇有无情绪问题、有无反常的言语和行为，即使很轻微的也应重视，及时进行疏导。一旦发现较明显的异常情况，尤其是有消极言语或消极行为者，应及时到精神卫生机构，进行专科治疗。

总之，预防妇女产后抑郁症，社会、家庭都要予以充分的重视，产前要尽量做好身体、心理、物质三方面充分的准备，除了需医护人员精心护理外，家属要多给予产妇照顾或安慰，帮助产妇顺利渡过这一特殊时期。

怎样预防更年期抑郁症？

更年期是个体从中年向老年过渡的时期。更年期会引起一系列生理、心理变化。在生理方面，由于女性卵巢功能衰退导致雌激素分泌减少，引起头、颈、胸部发红、出汗，感觉浑身瘙痒，面部变得粗糙，停经，失去生殖能力。而在心理方面，情绪不能自控，爱、恨、嫉妒的程度比以往更为强烈。性格上，对人怀有敌意，抑郁，自我批评，罪恶感加深。男性更年期主要表现为性功能减弱，情绪减退。由于这些生理和心理上的变化导致神经高度紧张、头痛、眩晕、情绪不稳定、易疲劳、注意力不集中、孤独、失眠，身体趋于肥胖，皮肤变得粗糙。临床上妇女罹患更年期抑郁症较为常见。其主要表现为情绪低落、疲乏无力，对生活多丧失信心，自我评价过低，觉得度日如年，有的则产生拒食及自杀行为，给个人及家庭带来难以估量的损失。因此要进行积极预防，提高更年期的生活质量。

男女双方进入更年期阶段，夫妻应当体谅对方的生理与心理变化是更年期的正常反应，不断进行情感交流，从新的生活高度来体验性爱和情爱，可以使更年期夫妻的性生活更为充实。应对更年期抑郁，要做到几点：首先是科学地认识更年期。认识到更年期是生活中必然经过的时期，在此期间，每个人反应的现象，只有程度轻重、时间长短的差异，而不可能不存在更年期。其次是主动地进行医学检查和咨询。许多病在更年期发生率转高，但不必为此焦急不安，如果确系有病，也要实事求是，早些治疗、调理得当。妄加猜测会导致心理不平衡，精神上的不安定会转而影响正常机体的生理功能，使机体功能失调更趋恶化，逐渐形成恶性循环，对身体健康有极大的影响。再次，要积极地控制不良情绪，正视更年期各种"负性生活事件"。必须注意劳逸结合，生活安排有规律，为自己创造丰富多彩的生活，并保持充足的睡眠，合理安排体育锻炼，饮食得当，情绪乐观愉快，从而顺利地度过更年期。

如何预防老年抑郁症？

我国60岁以上的老年人已经超过1.2亿，是世界老年人口最多的一个国家。我国的一些大城市已经进入老年社会，不断提高老年人的心理健康水平已经成为我国的一个重要研究课题。由于退休在家，离开了工作岗位和长期相处的同事，终日无所事事，孤寂凄凉之情油然而生；儿女分开居住，寡朋少友，缺少社交活动；丧偶或离婚，老来孑然一身。老年人最怕孤独，因为孤独使老人处于孤独无援的境地，很容易产生一种"被遗弃感"，继而使老人对自身存在的价值表示怀疑、抑郁、绝望，重者诊断抑郁症。

预防老年抑郁症首先是靠老人自身的努力。老人要正视自己的衰老，正视由于退休导致的权力利益的失去、社会关系的变化；加入由老人组成的社团或组织，和其他老年朋友一起打打牌、下下棋、练练书法及绘画，还可参加老年大学；也可积极进行户外活动，如打球、跳舞、逛公园、慢跑等；有条件时可与其他老年人一同外出旅行，这种集体活动要比一个人在家里看电视更有利于老年人的心理健康。当遇到烦心事，最好找个人倾诉一下内心的压抑，千万不要把所有事情都放在心里，与其他朋友一起分享各自的快乐和痛苦，才能心情舒畅。因此老年人多参加集体活动，多结交朋友，既丰富了生活，又能通过相互交流、相互开导，使老年人的身心得到健康的发展，有效预防抑郁症的出现。

在家属方面，配偶之间要相互扶持、相互关爱，子女则要主动关心老人，要多抽空与他们交流、沟通，给老年人以精神安慰，周末或假期多陪陪老人。老年抑郁症早期常表现记忆力减退，家属往往忽视老人情绪上的变化。因此，作为子女应该注意老人的情绪、睡眠等情况，发现可疑情况及时带老人到医院就医。

怎样预防冬季抑郁症？

在冬季，寒冷的气候会使身体内的新陈代谢和生理功能处于抑制状态，垂体、肾上腺皮质等的内分泌功能紊乱，因此冬季也是抑郁症的多发季节。临床上把冬季发生的抑郁症称作"冬季抑郁症"。当然，其中绝大多数属于亚临床抑郁，表现不典型，经过适当调适，便会烟消云散。预防冬季抑郁症发生，要做到以下几点。

首先要加强体育锻炼。冬季是进行各种运动锻炼的好时机，如跑步、快走、打拳、球类等。通过运动，身体内的新陈代谢加快，肾上腺素分泌增多，会使人心情开朗、精神愉快。在双休日，也可外出旅游，如登高远眺、饱览自然美景，会使心胸开阔，抑郁惆怅之感顿然消失。

二要注意身体营养平衡。在寒冷的冬季，身体内氧化过程加强，以产生更多热量来抵御寒冷。因此，冬季需要提供充足热量的饮食来满足身体的需要，如多吃一些肉类、蛋类、花生、豆类食物，尤其像羊肉、牛肉，不仅营养丰富，而且产热量高，可以增强御寒能力。当然，富含维生素的蔬菜水果也不缺少。另外，在情绪低落时饮点绿茶、咖啡，吃些香蕉、巧克力等，也有兴奋神经系统、改善心境的作用。

三要增加光照时间。研究发现，当夜幕来临时，人体大脑内的松果体褪黑素分泌增强，它会影响人的情绪，光照则可以抑制这种激素的分泌。所以冬季多晒太阳，多做户外活动，对预防抑郁症有良好效果。同时室内白天不要挂窗帘，晚间要适当增加室内照明灯的亮度。

最后，当你情绪低落时，不妨做做其他事情来分散注意力，如看看喜欢看的书报，听听喜欢听的音乐，或找朋友谈心聊天，尽量与人多接触，这样可以将忧虑减到最低限度。也可外出旅游、逛商店来解除烦闷。当你实在烦闷无法解脱时，可找找心理医生或在医生指导下服用一些抗抑郁药物。

怎样预防抑郁症患者自杀？

抑郁症与自杀的关系非常密切。据统计，在自杀人群中，有45%～70%的人患有抑郁症。对抑郁症患者来说，自杀是一种较常见的死因，也是精神科最常见的急诊。一般认为，单相抑郁症患者约有15%最终死于自杀。因此，在对抑郁症患者进行诊断、治疗时，临床工作者最重要的任务之一就是预防自杀，而如何评估患者的自杀危险度是关键。

在许多心理咨询或精神卫生中心的门诊，家属常陪着患者就诊，但是患者还难免有自伤自杀的观念和行为。一旦自杀成功，家属总会与诊疗医生理论。其实，患者更多的时间与家属在一起，而且抑郁症患者常有自杀的念头，事先往往还会伪装成非常愉快的样子，给人造成假象。医生和患者接触，常常只有十几或几十分钟，而家属与患者常朝夕相处，相对而言，更能发现自杀的端倪。因此，预防患者自杀，家属责无旁贷。

自杀可能有哪些蛛丝马迹？首先，应注意掌握抑郁症患者可能自杀的线索。因为自杀的人大多在实施前会有所流露，常见者有以下四个方面。①口头流露：言为心声，想自杀的患者常常会在谈话或自言自语中流露出"活着活受罪，不如死了算""一了百了"的念头。也有的人较为委婉，有的会打听与死亡有关的事情，打听一些药物的作用等。②行为线索：有的患者在真正实施之前会先囤积一些药物，以便在适当的时候一下子吞服。因此要注意对药品的管理，不要乱放。患者也会收集与自杀有关的物品，如刀片、玻璃碎片、绳子等。有的患者行为反常，会把自己最心爱的物品赠人。③处理线索：凡生活中发生的重大事件，如天灾人祸、亲人离去等都会成为诱发因素。④症状线索：当事者情绪往往比平时更是极度低下、沮丧、无望，哭泣不止。

家属应该多读点科普书籍，特别是关于抑郁症防治的书，做到未雨绸缪。要知道，患者脑中是一闪而过的死亡念头，而打消了死的念头，在医生的诊治下，患者的病情往往会好起来。家属要配合医生打消患者死的念头。家属应常表扬患者，以肯定成绩为主。不要过多责怪患者，认为患者是思想问题，是自作自受。要认识到这是病，是非常痛苦的病，是需要吃药的，要想方设法地让患者按时服药。服药会明显改善患者的情绪。要与患者多交谈，让患者把"苦水"倒出来。

教会患者的心理应对。抑郁症患者往往自责自罪，把自己看得一无是处。因此要让患者多回忆成功的事情。让患者知道，"面包会有的"，前途并不是漆黑一团。让他们学会多维或多角度地看问题，以及恰当的心理应对技能可以减轻患者的失望程度。

一旦有自杀的苗头，要将患者及时送到医院，一般要住院治疗。改良电休克治疗是安全有效的方法，再配合药物等综合治疗，这样就能将自杀的概率降到最低。预防患者自杀，要靠患者本人、家属及全社会的共同努力。所以，有必要对抑郁症患者采取综合性措施来预防复发。其中，定期的医疗咨询、提高社会适应能力、建立良好的社会支持系统等较为重要。

怎样预防抑郁症复发？

抑郁症为高复发性疾病，造成高复发的原因很多，临床最为常见的原因是擅自停药。因此目前倡导全程治疗以预防复发，因为全程治疗不但有助于治疗抑郁，也有助于预防病情反复和复发。抑郁症的全程治疗分为：急性期治疗、巩固期治疗和维持期治疗。首次发作的抑郁症，50%~85%会有第2次发作，因此常需维持治疗以防止复发。

什么是抑郁症的急性期治疗？

急性期治疗指诊断抑郁症后开始治疗的第一阶段，通常6~8周。现有的抗抑郁药物，无论是三环类，还是新一代抗抑郁药如选择性5-羟色胺再摄取抑制剂类等，一般都需要2~4周，甚至4~6周才能见效。个别患者可以在2周内或超过2周才见效。因此用药必须足量足程以控制症状，尽量达到临床痊愈。如果患者用药治疗6~8周无效，改用同类另一种药物或作用机制不同的另一类药物可能有效。

什么是抑郁症的巩固期治疗？

急性期如果治疗6~8周有效，即进入巩固期。巩固期是为了完全控制症状，使病情缓解，防止症状复燃。巩固治疗至少16~24周。此期间要注意药物的不良反应，一旦发现不良反应应及时对症处理。

什么是抑郁症的维持期治疗？

巩固期治疗结束后进入维持期。据报道，50%~60%单次发作的抑郁症患者可能会有第2次抑郁发作。而有过2次抑郁发作的患者，其第3次发作的概率为70%。有过3次抑郁发作的患者，其第4次发作的概率为90%。另外，有5%~10%的抑郁症患者以后会发展为双相情感性精神障碍（旧称躁狂抑郁症）。

因此，为防止症状复发，维持治疗结束后，病情稳定，可缓慢减药直至终止治疗，但应密切监测复发的早期征象，一旦发现有复发的早期征象，迅速恢复原有治疗。

有关维持治疗的时间意见不一，目前多数意见认为首次抑郁发作维持治疗为12~16周；有2次以上的复发，特别是起病于青少年、伴有精神病性症状、病情严重、自杀风险大并有家族遗传史的患者，维持治疗时间至少2~3年；多次复发者主张长期维持治疗。有资料表明以急性期治疗剂量作为维持治疗的剂量明显好于低剂量维持治疗的效果，能更有效地防止复发。新型抗抑郁药不良反应少，耐受性好，服用简便，为维持治疗提供了方便。如需终止维持治疗，应缓慢（数周）逐渐减少剂量，直至停药，并密切观察有无复发迹象，亦可减少撤药综合征。

　　需要注意的是，抑郁症中有20%~50%的患者会发展为双相抑郁。维持治疗仅能预防抑郁症的复发，但不能防止转向躁狂发作，甚至可能促使躁狂的发作。因此双相障碍抑郁患者应采用心境稳定剂维持治疗，以防躁狂发作。

　　预防抑郁复发，可在继续使用抗抑郁药的基础上，再加"情绪稳定剂"，如碳酸锂、卡马西平和丙戊酸钠（镁）。一般多用碳酸锂，每日0.5~1.0g，但应定期作血锂浓度的检测，谨防锂盐中毒反应。卡马西平的预防剂量为每日0.2~0.3g，如发现有明显的共济失调、剥脱性皮炎、白细胞减少，应及时停药，但这种严重的不良反应是极少见的。丙戊酸钠（镁）的维持剂量为每日0.6~1.0g，它与卡马西平同属抗癫痫药，大剂量时可能出现震颤、共济失调等，应及时减量或停药。

附　录

表1 汉密尔顿抑郁量表（HAMD）

	无	轻度	中度	重度	极重度
1.抑郁心境	0	1	2	3	4
2.有罪感	0	1	2	3	
3.自杀	0	1	2	3	4
4.入睡困难（早段失眠）	0	1	2		
5.睡眠不深（中段失眠）	0	1	2		
6.早醒（末段失眠）	0	1	2		
7.工作及活动的兴趣减少	0	1	2	3	4
8.迟滞	0	1	2	3	4
9.激越	0	1	2	3	4
10.精神性焦虑	0	1	2	3	4
11.躯体性焦虑	0	1	2	3	4
12.胃肠道症状	0	1	2		
13.全身症状	0	1	2		
14.性器官症状	0	1	2		
15.疑病证	0	1	2	3	4
16.体重减轻	0	1	2		
17.自知力	0	1	2		
18.抑郁症日夜差异A.早 抑郁症日夜差异B.晚	0	1	2		
19.人格或现实解体	0	1	2	3	4
20.偏执症状	0	1	2	3	4
21.强迫症状及观念	0	1	2		
22.无助感（能力减退感）	0	1	2	3	4
23.无望感（绝望感）	0	1	2	3	4
24.无用感（自卑感）	0	1	2	3	4
总分合计					

注意：根据患者1周内的表现，圈出最适合患者情况的分数。

结果解释：量表总分反映疾病的严重程度，总分越高病情越重。一般认为前17项总分达20分以上可诊为抑郁状态。经过数周治疗，随着病情好转总分渐减，如降到7分以下则效果满意，降到8~10分为好转，18分以上效果不明显，健康人可评出2~5.5分。

表2　抑郁自评量表（SDS）

实际感觉	偶有	少有	常有	持续
1.我感到情绪沮丧	1	2	3	4
2.*我感到早晨心情最好	4	3	2	1
3.我要哭或想哭	1	2	3	4
4.我夜间睡眠不好	1	2	3	4
5.*我吃饭像平时一样多	4	3	2	1
6.*我的性功能正常	4	3	2	1
7.我感到体重减轻	1	2	3	4
8.我为便秘感到烦恼	1	2	3	4
9.我的心跳比平时快	1	2	3	4
10.我无故感到疲劳	1	2	3	4
11.*我的头脑像往常一样清楚	4	3	2	1
12.*我做事情像平时一样不感到困难	4	3	2	1
13.我坐卧不安，难以保持平静	1	2	3	4
14.*我对未来感到有希望	4	3	2	1
15.我比平时更容易激怒	1	2	3	4
16.*我觉得决定什么事很容易	4	3	2	1
17.*我感到自己是有用的和不可缺少的人	4	3	2	1
18.*我的生活很有意义	4	3	2	1
19.假若我死了别人会过得更好	1	2	3	4
20.*我仍旧喜爱自己平时喜爱的东西	1	2	3	4
（*为反向记分）				

注意：根据您最近一星期的实际情况，圈出最适合自己情况的分数。

结果解释：抑郁严重度指数=各条目累计分/80

0.5以下者为无抑郁；0.5~0.59为轻微至轻度抑郁；0.6~0.69为中至重度抑郁；0.7以上为重度抑郁。

表3　流调用抑郁自评量表（CES-D）

按照过去1周内您的实际情况或感觉，在适当的分数下划"√"。

没有或几乎没有：过去1周内，出现这类情况的日子不超过1天。

少有：过去1周内，出现这类情况的日子有1~2天。

常有：过去1周内，出现这类情况的日子有3~4天。

几乎一直有：过去1周内，出现这类情况的日子有5~7天。

症状项目（引出症状）	没有或几乎没有	少有	常有	几乎一直有
1.我因一些小事而烦恼（烦恼）	0	1	2	3
2.我不想吃东西，我的胃口不好（食欲减退）	0	1	2	3
3.即使家属和朋友帮助我，我仍然无法摆脱苦闷（苦闷感）	0	1	2	3
4.*我觉得我和一般人一样好（自卑感）	3	2	1	0
5.我在做事时无法集中自己的注意力（注意障碍）	0	1	2	3
6.我感到情绪低沉（情绪低沉）	0	1	2	3
7.我感到任何事都很费力（乏力）	0	1	2	3
8.*我觉得前途是有希望的（绝感望）	3	2	1	0
9.我觉得我的生活是失败的（失败感）	0	1	2	3
10.我感到害怕（害怕）	0	1	2	3
11.我的睡眠情况不好（睡眠障碍）	0	1	2	3
12.*我感到高兴（无愉快感）	3	2	1	0
13.我比平时说话要少（言语减少）	0	1	2	3
14.我感到孤单（孤单感）	0	1	2	3
15.我觉得人们对我不太友好（敌意感）	0	1	2	3
16.*我觉得生活很有意思（空虚感）	3	2	1	0
17.我曾哭泣（哭泣）	0	1	2	3
18.我感到忧愁（忧愁）	0	1	2	3
19.我感到人们不喜欢我（被憎厌感）	0	1	2	3
20.我觉得我无法继续我的日常工作（能力丧失）	0	1	2	3

【注】*为反向提问项目

注意

1.评定时间范围：应强调是"现在"或"过去1周"。将这一时间范围十分明确，具体地告诉自评者。

2.评定时，不要漏项，也不要在相同一个项目打两个钩（即不要重复评定）。

3.反问项目：CES-D中有4项为反向提问，须提醒自评者注意，否则将影响评分结果。

结果分析：CES-D分析较简单，主要的统计指标是总分。

表4　BECK抑郁自评问卷（BDI）

姓名_____　性别_____　年龄_____

注意：下面是一个问卷，由13道题组成，每一道题均有4句短句，代表4个可能的答案。请您仔细阅读每一道题的所有回答（0-3）。读完后，从中选出一个最能反映你今天即此刻情况的句子，在它前面的数字（0-3）上画个圈。然后，再接着做下一题。

一　0.我不感到忧郁

　　1.我感到忧郁或沮丧

　　2.我整天忧郁，无法摆脱

　　3.我十分忧郁，已经忍受不住

二　0.我对未来并不悲观失望

　　1.我感到前途不太乐观

　　2.我感到我对前途不抱希望

　　3.我感到今后毫无希望，不可能有所好转

三　0.我并无失败的感觉

　　1.我觉得和大多数人相比我是失败的

　　2.回顾我的一生，我觉得那是一连串的失败

　　3.我觉得我是个彻底失败的人

四　0.我并不觉得有什么不满意

　　1.我觉得我不能像平时那样享受生活

　　2.任何事情都不能使我感到满意一些

　　3.我对所有的事情都不满意

五　0.我没有特殊的内疚感

　　1.我有时感到内疚或觉得自己没价值

　　2.我感到非常内疚

　　3.我觉得自己非常坏，一钱不值

六　0.我没有对自己感到失望

　　1.我对自己感到失望

　　2.我讨厌自己

　　3.我憎恨自己

七　0.我没有要伤害自己的想法

　　1.我感到还是死掉的好

　　2.我考虑过自杀

　　3.如果有机会，我还会杀了自己

八　0.我没失去和他人交往的兴趣

　　1.和平时相比，我和他人交往的兴趣有所减退

　　2.我已失去大部分和人交往的兴趣，我对他们没有感情

　　3.我对他人全无兴趣，也完全不理睬别人

续表

九　0.我能像平时一样做出决断

　　1.我尝试避免做决定

　　2.对我而言，做出决断十分困难

　　3.我无法做出任何决断

十　0.我觉得我的形象一点也不比过去糟

　　1.我担心我看起来老了，不吸引人了

　　2.我觉得我的外表肯定变了，变得不具吸引力

　　3.我感到我的形象丑陋且讨人厌

十一　0.我能像平时那样工作

　　1.我做事时，要花额外的努力才能开始

　　2.我必须努力强迫自己方能干事

　　3.我完全不能做事情

十二　0.和以往相比，我并不容易疲倦

　　1.我比过去容易觉得疲乏

　　2.我做任何事都感到疲乏

　　3.我太易疲乏了，不能干任何事

十三　0.我的胃口不比过去差

　　1.我的胃口没有过去那样好

　　2.现在我的胃口比过去差多了

　　3.我一点食欲都没有

总分：

表5 汉密尔顿焦虑量表（HAMA）

您先了解以下各项目的具体内容。

1.焦虑心境：担心、担忧，感到有最坏的事情将要发生，容易激惹。

2.紧张：紧张感、易疲劳、不能放松、易哭、颤抖、感到不安。

3.害怕：害怕黑暗、陌生人、一人独处、动物、乘车或旅行及人多的场合。

4.失眠：难以入睡、易醒、睡得不深、多梦、梦魇、夜惊、醒后感疲倦。

5.认知功能：注意力不能集中，记忆力差，或称记忆、注意障碍。

6.抑郁心境：丧失兴趣、对以往爱好缺乏快感、忧郁、早醒、昼重夜轻。

7.躯体性焦虑：肌肉系统症状，肌肉酸痛、活动不灵活、肌肉抽动、肢体抽动、牙齿打颤、声音发抖。

8.躯体性焦虑：感觉系统症状，视物模糊、发冷发热、软弱无力感、浑身刺痛。

9.心血管系统症状：心动过速、心悸、胸痛、血管跳动感、昏倒感、心搏脱漏。

10.呼吸系统症状：胸闷、窒息感、叹息、呼吸困难。

11.胃肠道症状：吞咽困难、嗳气、消化不良（进食后腹痛、胃部烧灼痛、腹胀、恶心、胃部饱感）、肠鸣、腹泻、体重减轻、便秘。

12.生殖泌尿系统症状：尿意频数、尿急、停经、性冷淡、过早射精、勃起不能、阳痿。

13.自主神经系统症状：口干、潮红、苍白、易出汗、易起"鸡皮疙瘩"、紧张性头痛、毛发竖起。

14.会谈时行为表现：①一般表现：紧张、不能松弛、忐忑不安、咬手指、紧紧握拳等。②生理表现：吞咽、打呃、安静时心率快、呼吸快（20次/分以上）等。

当您了解了以上各项目的具体内容，请圈出最适合患者情况的分数。

汉密尔顿焦虑量表（HAMA）

	无症状	轻	中	等重	极重
1.焦虑心境	0	1	2	3	4
2.紧张	0	1	2	3	4
3.害怕	0	1	2	3	4
4.失眠	0	1	2	3	4
5.认知功能	0	1	2	3	4
6.抑郁心境	0	1	2	3	4
7.躯体性焦虑：肌肉系统症状	0	1	2	3	4
8.躯体性焦虑：感觉系统症状	0	1	2	3	4
9.心血管系统症状	0	1	2	3	4
10.呼吸系统症状状	0	1	2	3	4
11.胃肠道症状	0	1	2	3	4
12.生殖泌尿系统症状	0	1	2	3	4
13.自主神经系统症状	0	1	2	3	4
14.会谈时行为表现	0	1	2	3	4

总分：

结果解释：总分超过29分，可能为严重焦虑；超过21分，肯定有明显焦虑；超过14分，肯定有焦虑；超过7分，可能有焦虑；小于6分，没有焦虑。一般以HAMA14项总分14分为分界值。

表6 焦虑自评量表（SAS）

注意：根据您最近一星期的实际情况，圈出最适合自己情况的分数。

	偶或无	有时	经常	持续
1.我觉得比平常容易紧张或着急。	1	2	3	4
2.我无缘无故地感到害怕。	1	2	3	4
3.我容易心里烦乱或觉得惊恐。	1	2	3	4
4.我觉得我可能将要发疯。	1	2	3	4
5.*我觉得一切都很好，也不会发生什么不幸。	1	2	3	4
6.我手脚发抖打颤。	1	2	3	4
7.我因为头痛、颈痛和背痛而苦恼。	1	2	3	4
8.我感觉容易衰弱和疲乏。	1	2	3	4
9.*我觉得心平气和，并且容易安静坐着。	1	2	3	4
10.我觉得心跳得很快。	1	2	3	4
11.我因为一阵阵头晕而苦恼。	1	2	3	4
12.我有晕倒发作，或觉得要晕倒似的。	1	2	3	4
13.*我吸气呼气都感到很容易。	1	2	3	4
14.我的手脚麻木和刺痛。	1	2	3	4
15.我因为胃痛和消化不良而苦恼。	1	2	3	4
16.我常常要小便。	1	2	3	4
17.*我的手脚常常是干燥温暖的。	1	2	3	4
18.我脸红发热。	1	2	3	4
19.*我容易入睡并且一夜睡得很好。	1	2	3	4
20.我做恶梦。				

【注】*为反向提问项目。

结果解释：焦虑总分低于50分者为正常；50~60者为轻度，61~70者是中度，70以上者是重度焦虑。阴性项目数表示被试在多少个项目上没有反应，阳性项目数表示被试在多少个项目上有反应。

表7　儿童抑郁障碍自评量表

以下问题主要是了解你最近一周的感觉，因此不要考虑怎样回答才"正确"，仅根据你的感觉如实回答，在符合你的那一格打"√"。

	经常	有时	无
1.我像平时一样盼望着许多美好的事物			
2.我睡得很香			
3.我感到我总是想哭			
4.我喜欢出去玩			
5.我想离家出走			
6.我肚子痛			
7.我精力充沛			
8.我吃东西很香			
9.我对自己有信心			
10.我觉得生活没什么意思			
11.我认为我所做得事都是令人满意的			
12.我像平常那样喜欢各种事物			
13.我喜欢与家里人一起交谈			
14.我做恶梦			
15.我感到非常孤单			
16.遇到高兴的事我很容易高兴起来			
17.我感到十分悲哀，不能忍受			
18.我感到非常烦恼			

表8 儿童焦虑性情绪障碍筛查表

指导语：请你根据最近3个月的实际感受填写下表，不要考虑怎样回答才"正确"，仅根据你的感觉如实回答，在符合你的那一格打"√"。注意不要漏项。

	经常	有时	无
1.当我感到害怕时，出现呼吸困难（出气不赢）			
2.我在学校时感到头痛			
3.我不喜欢与不太熟悉的人在一起			
4.如果我不在家里睡觉，就觉得内心不安			
5.我经常担心别人是不是喜欢我			
6.当我害怕时，感到马上要死去似的			
7.我总是感到紧张不安			
8.父母无论去哪里我总是离不开他们			
9.别人说我好像很紧张的样子			
10.当我与不熟悉的人在一起时就感到紧张			
11.在学校时就出现肚子痛			
12.当我害怕时，自己感觉快要发疯，失去控制了			
13.我总担心让我自己一个人睡觉			
14.我担心自己不像其他孩子一样好			
15.当我害怕时，感到恍恍惚惚，好像周围的一切不真实似的			
16.我梦见父母发生了不幸的事情			
17.我担心又要去上学			
18.我害怕时，心跳会加快			
19.我手脚发抖打颤			
20.我梦见发生了对我不利的事情			
21.我对于一些精心为我安排的事感到不安和不自在			
22.当我害怕时，我会出汗			
23.我是一个忧虑的人			
24.我无缘无故地感到害怕			
25.我害怕一个人呆在家里			

续表

	经常	有时	无
26. 我觉得和不熟悉的人说话很困难			
27. 害怕时感到不能呼吸			
28. 别人说我担心得太多了			
29. 我不愿离开自己的家			
30. 我担心以前那种紧张（或惊恐）的感觉再次出现			
31. 我总担心父母会出事			
32. 当我与不熟悉的人在一起时，觉得害羞			
33. 我担心将来会发生什么事情			
34. 我害怕时感到恶心、想吐			
35. 我担心自己能不能把事情做好			
36. 我害怕去上学			
37. 我担忧已发生了什么事			
38. 我害怕时，感到头昏			
39. 当我与其他伙伴或大人在一起做事情时（如在朗读、说话、游戏、做体育活动时），如果他们看着我，我就感到紧张			
40. 当我去参加活动、跳舞或者有不熟悉的人在场时，就感到紧张			
41. 我是一个害羞的人			

结果解释:

SCARED各分量表组成如下。

躯体化/惊恐 =1+6+9+12+15+18+19+22+24+27+30+34+38

广泛性焦虑 =5+7+14+21+23+28+33+35+37

分离性焦虑 =4+8+13+16+20+25+29+31

社交恐怖 =3+10+26+32+39+40+41

学校恐怖 =2+11+17+36

焦虑总分：将41个单项相加则得到总分。

简明焦虑量表 =24+25+28+36+41